自信康乐享老年

ZIXIN KANGLE XIANG LAONIAN

——健康生活读本

中华预防医学会 编著

主　　编　王陇德

副 主 编　孔灵芝

执行编委　夏宏伟

专业指导　张铁梅　吴　静　尚　兰

编 委 会（以姓氏笔画排序）

王陇德　王静雷　孔灵芝　白雅敏

刘　霞　吴　静　邹圣灿　辛美哲

张建新　张晓畅　张铁梅　罗杰斯

尚　兰　夏宏伟　蔡海鹏　燕江陵

科学普及出版社

·北 京·

图书在版编目（CIP）数据

自信康乐享老年：健康生活读本／中华预防医学会编著．—北京：科学普及出版社，2017.12

ISBN 978-7-110-09699-4

Ⅰ.①自… Ⅱ.①中… Ⅲ.①老年人－保健 Ⅳ.①R161.7

中国版本图书馆CIP数据核字（2017）第290745号

策划编辑	崔晓荣	
责任编辑	崔晓荣　高　磊	
装帧设计	北京蓝鸟图书工作室	
责任校对	焦　宁	
责任印制	马宇晨	

出　　版	科学普及出版社	
发　　行	中国科学技术出版社发行部	
地　　址	北京市海淀区中关村南大街16号	
邮　　编	100081	
发行电话	010-62173865	
传　　真	010-62173081	
网　　址	http://www.cspbooks.com.cn	

开　　本	787 mm×1092mm　1/16	
字　　数	280千字	
印　　张	14.25	
版　　次	2017年12月第1版	
印　　次	2017年12月第1次印刷	
印　　刷	北京盛通印刷股份有限公司	
书　　号	ISBN 978-7-110-09699-4/R·873	
定　　价	35.00元	

内容提要

　　本书以传统小人书的表现手法，配以可爱的彩色漫画，采用清新大方的设计版式，使用简洁明了的语言并以便于老年人阅读的字号呈现，向老年朋友介绍了五大篇章科普知识，涵盖了吃、穿、住、行、康、养、乐等内容。温馨的页面有助于提高老年人阅读的舒适感，科学的内容会增加老年人对生活的自信心。本书可作为老年人家庭养生科普宣传读物。

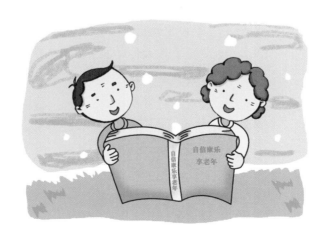

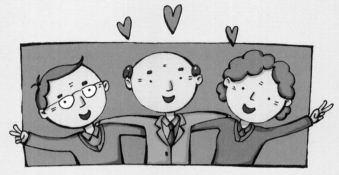

春天说夏天老了，
夏天说秋天老了，
秋天说冬天才老哩！
冬天真的老了吗？
不，冬天没有老！

冬天拥有美丽的春天的回忆，
拥有热烈的夏天的阅历，
拥有丰硕的秋天的收藏，
充实的冬天觉得老有老的骄傲！
没有了春天的幼稚，
没有了夏天的浮躁，
没有了秋天的忙乱，
冬天是如此的安详、宁静、坦然、逍遥。
…………

——《老年人的骄傲》

诗歌摘自网络

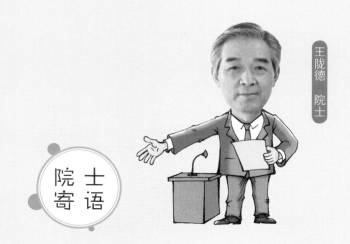

王陇德 院士

院士寄语

　　怎样健康快乐地安享老年时光？我想对老年朋友们说几句话。对于劳碌了大半辈子的老年人来说，身体大多有各种各样的不适，生活上特别需要专业人员的帮助指导。中华预防医学会针对老年朋友这一迫切需求，在"全国银龄健康三减三健工程"办公室的支持下，组织专家编写了《自信康乐享老年——健康生活读本》。该书基本涵盖了老年人日常生活所需的知识，包括自立、睡眠、膳食、穿衣、出行、运动、用药、急救、乐享等内容，对老年人健康生活有非常好的指导意义。为便于理解，该书行文较少使用学术用语，全书图文并茂、所讲方法易于操作，是一本值得一看的科普读物。

　　该书最大的特点是强调老年人自立对快乐地度过退休生活的重要性。自立是老年人心理健康和精神面貌的重要体现、是一种正确对待生活的精气神，是每个老年人健康快乐生活的重要支撑。对于关注健康生活的老年朋友来说，该书内容全面科学，方法实用。若老年朋友能花点时间认真阅读该书，对树立正确的健康观念，养成良好的生活习惯，以自立乐享的心态度过健康老年、积极老年、幸福老年非常有帮助。最后希望老年朋友们此书常在手，知识融心中，行动出效果。

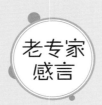
老专家
感言

　　花开花谢，斗转星移，不经意间我们已经进入人生的"下半场"。不论是老百姓，还是老专家、老干部，慢慢的都要优雅地和那个也许精彩也许不精彩的"上半场"道个别，然后发现人生最曼妙的风景，竟是此刻内心的淡定与从容。

　　在我们国家，银发是一种浪潮，而决定大家在人生下半场做出多大贡献的是心态，心态越好，老年生活会过的越好。根据国内外的研究实践以及我们这么多年老年医疗服务工作经验，老年人保持喜乐的心态最好。而喜乐的心态并不是想有就有的，需要我们努力建立和不断地调节。首先，咱要有个自立的精气神，自立意味着依然可以为自己带来成就感，为家庭和社会做出贡献，这会源源不断地给生命注入活力。其次，选择健康的生活方式，积极调节心情皆有助于老年人保有一颗喜乐的心。

　　《自信康乐享老年——健康生活读本》这本书倾注了所有参与编写的专家们的美好情感，他们一心朴实地想怎样将科学生活的知识传递给老年人，希望老年朋友们能好好看看，祝愿每个老年人都能喜乐过老年。

目 录

吃动平衡篇

第一章 平衡膳食

第1节 认识"膳食宝塔"

第2节 "膳食宝塔"要记牢

第3节 "四少一戒"很关键

第二章 合理就餐

第1节 食物要温软

第2节 慢点吃不过饱

第三章 适量运动

第1节 合理运动好处多

第2节 运动要安全科学

第3节 运动项目的选择

第4节 老年人还需要这样的运动

第5节 高龄患病老年人的运动

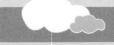自我保健篇

乐享老年篇

第一章　主动选择乐享老年

第1节　乐迎老年

第2节　选择乐享

第二章　怎样才能乐享老年

第1节　心理学家的良方

第2节　"四正"妙招培养喜悦心

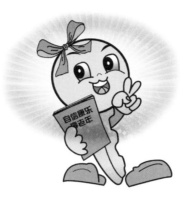

开启老年幸福时光的"金钥匙"

　　健康长寿是人们的共同夙愿，也是人类为之追求的目标和永恒研究的主题，本书是我们送给您一把开启防衰延寿奥秘之门的"金钥匙"。

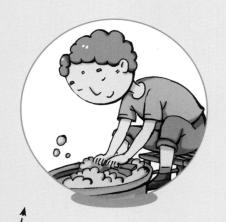

自立自理

篇

篇首语

老

年朋友们，欢迎来到本书第一篇章。本篇所讲的是老年人自立及其好处、如何实践自立等内容。目的是希望老年朋友们能充分认识到自立的重要性、必要性，从而以坚定的信念选择自立。

"岁老根弥壮，阳骄叶更阴。"虽然我们年纪大了，但不妨碍我们依然可以把日子过得像花一样绽放。也许因为身体不如从前，心理会有些惆怅，但是只要我们具足自立的精气神，以积极的心态投入到对美好生活的追求和创造中，老年生活便会阳光灿烂。希望老年朋友们认真阅读领会这一篇的内容，在此也提醒老年朋友们哪怕到了高龄，也不要轻易放弃自立，自立是热爱美好生活的良好状态，对老年朋友们延年益寿健康生活有很好的帮助和促进。老年朋友们对此一定要重视再重视。

第一章

老年人要自立

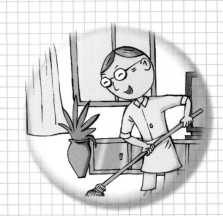

身体自立没烦恼，
心理自立才健康。
大事小事我决定，
美好生活我创造。

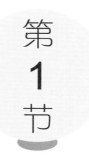

自立是什么

1 自己行动

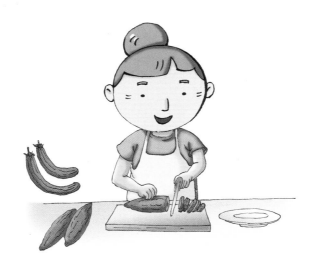

☞ 老年人的自立是指身心自立。

☞ 身体自立指能生活自理，包括能自己做饭、穿衣、洗澡、上厕所等，也包括能走出家门参与各类社会活动。

☞ 身体自立是基础，有自理才能有自立。

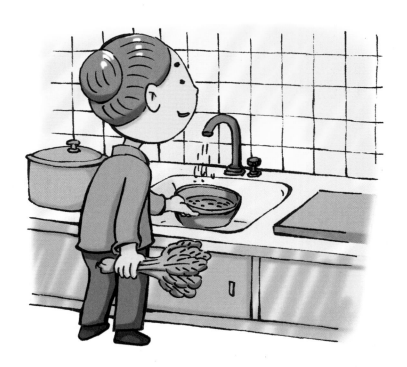

◕→ 心理自立指在心理上尽量不依赖他人。

◕→ 自己的事自己做，包括日常的做饭、洗衣服等。

◕→ 对老年人来说，每次的自理自立，都是在给生命加油。

2 自我决定

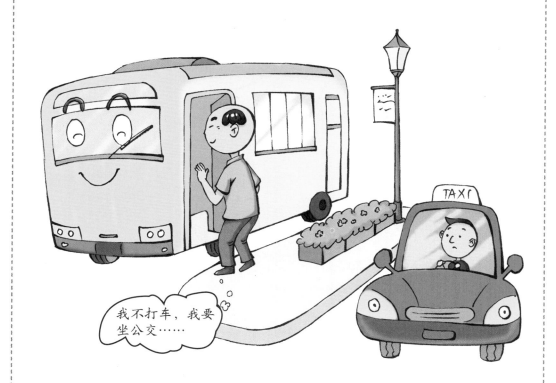

我不打车，我要坐公交……

→ 事无大小，老年人自己能做出决定，就不要依赖他人。

→ 能够自己做决定，哪怕是衣服样式、出行方式等日常小事，都会给老年人带来"我还行"的自信和勇气。

3 自主创造

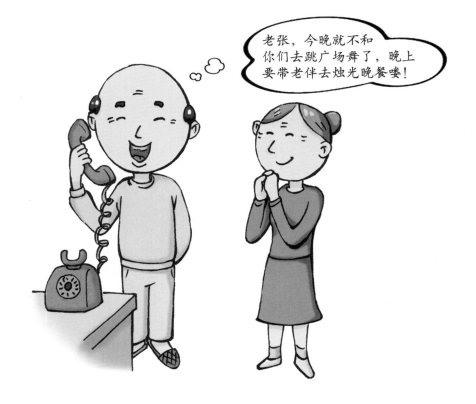

不放弃对美好生活的创造，要像年轻时候一样追求生活的乐趣，乐享老年。

至于什么样的生活是美好的（包括吃、穿、住、行、玩等方面），只有自己知道。老年人不要攀比他人的活法，要根据自己的情况进行取舍。

第2节

自立好处多

1 让生命充满意义

⊙→ 能自己做事就不依赖他人。"我能"会给自己带来满满的成就感，心理学研究显示这会让人感到生命充满意义。

⊙→ 终生学习，挑战自己。自己尽量学着做一些没有做过的事情，如学做美食、居家装饰等。

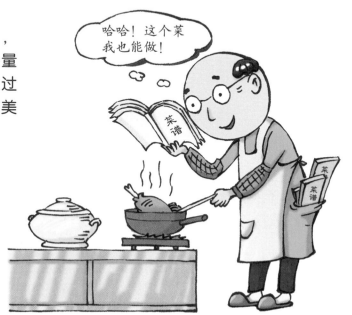

哈哈！这个菜我也能做！

菜谱

2 带来和谐的人际关系

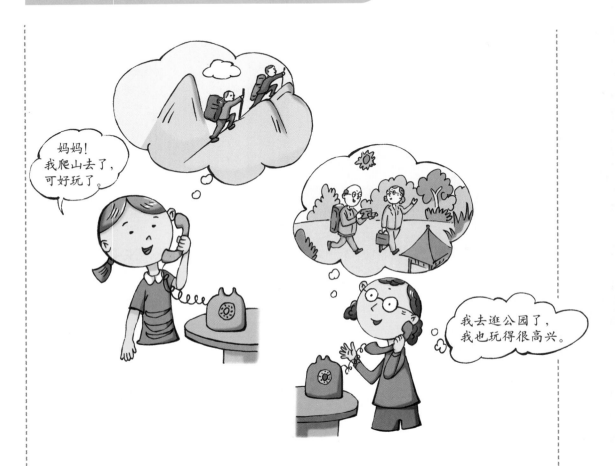

    ➷ 老年人和年轻人的想法、做法有很多不同，自立不互相依赖，能彼此尊重对方的生活方式，能互相理解和宽容，相处自然融洽。

    ➷ 自立能保证坚持自己的想法、拥有独立空间，能减少因生活习惯不同带来的矛盾；相互之间保持有礼有节的联系，人际关系反而更和谐。

第 3 节

自立防误区

1 自立不是拒绝帮助

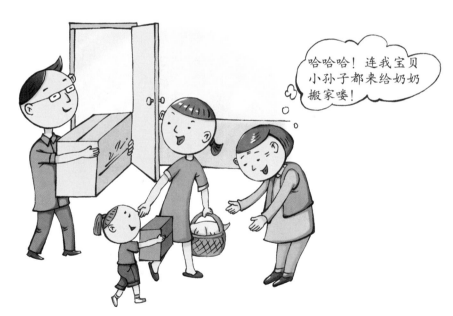

哈哈哈！连我宝贝小孙子都来给奶奶搬家喽！

⇥ 自立首先立足自己去做事。

⇥ 但自立并不是拒绝帮助，不要勉强自己做不能做的事。如遇需要帮忙的情况，可以请保洁、保安、找物业，需要儿女帮忙的也要及时说出来。

2 自立不是任性妄为

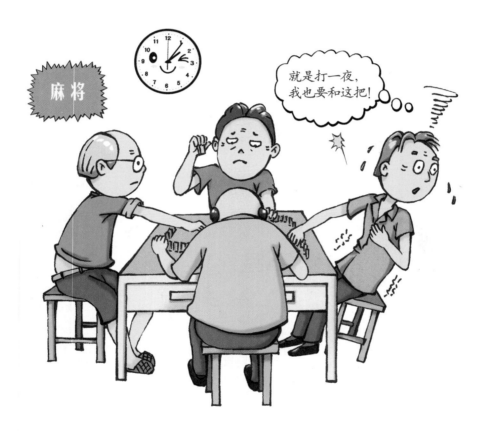

☞ 老年人的自立不能像有些年轻人那样任性。

☞ 毕竟人到了老年，精力、体力不如年轻人，凡事要量力而行。

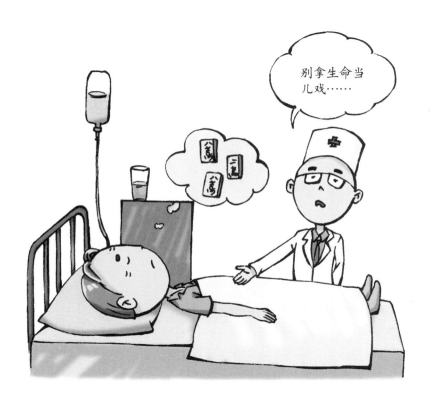

　　⊙→ 例如熬夜、暴饮暴食、过度劳累等都不提倡，老年人不能像年轻人那样随着性子而为。

③ 自立与子女尽孝

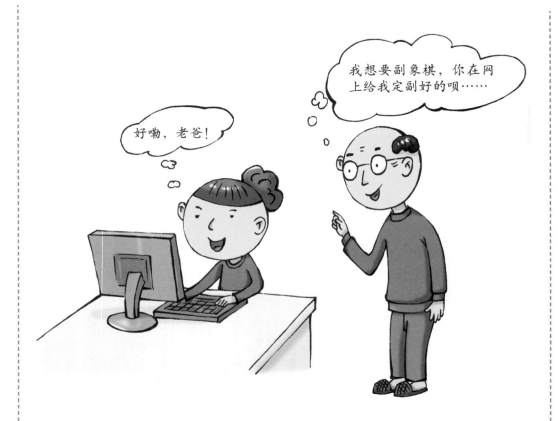

⇥ 在中国的传统文化里，年轻人要对老年人无微不至地照顾才是孝道。当今时代，年轻人能尊重老年人自立的心理需求，对维护老年人（尤其是生活能自理的老年人）的自尊，促进其身心健康有很好的帮助。

⇥ 老年人应在自立的基础上，对子女提要求。这样既能给子女尽孝道的机会，又能满足老年人的自立需求。

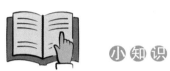

小知识

看看"世卫"咋说老年人"自立"

世界卫生组织（World Health Organization 简称WHO，是国际上最大的政府间卫生组织）指出，自立能促进老年人的身心健康。要评价老年人的健康状况，不能只看死亡或者患病，还要看：能否独立生活。

独立生活包括身体自理及心理自立。自理包括能自己吃饭、穿衣、室内活动、洗澡、上厕所等。心理自立包括自我决定、自我选择和自我行动。

第二章

你自立了吗

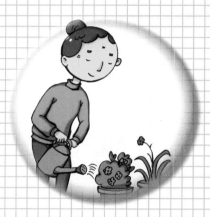

幸福过好下辈子，
结合条件来安排。
自主选择不强求，
良好沟通不可少。

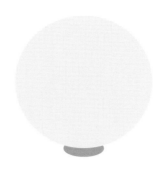

老年人的自立生活实现

1 结合现实条件和自身意愿安排

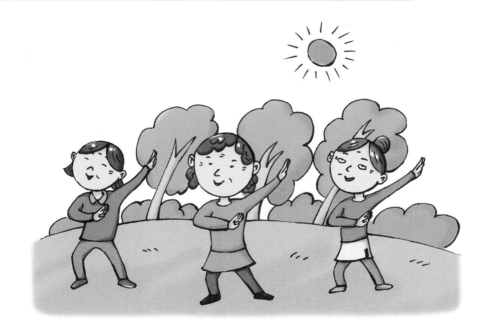

☞ 能自主选择生活内容的老年人更容易体会到幸福。

☞ 跳广场舞、学书法、养花种菜、带孙子、研究美食、保健养生您该怎么选?

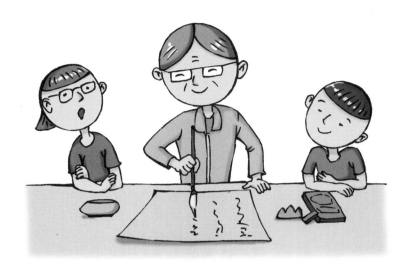

⊙→ 至于具体选哪样，要结合现实条件和自身意愿来安排。

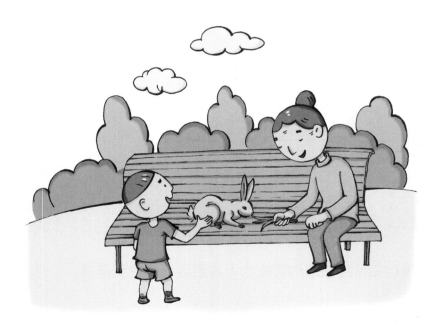

⊙→ 要选择适合自己的。

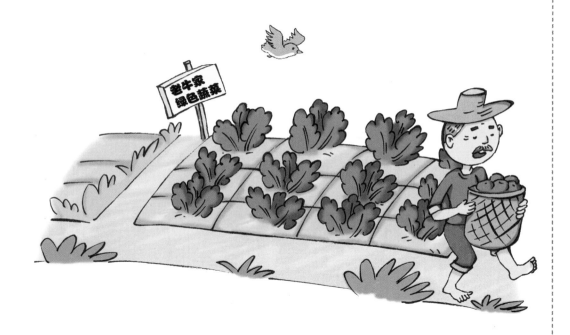

➡ 选择的关键是由自己来选，而不是由他人来给自己安排。

➡ 选择的时候结合自身的条件，量力而行，不强求和他人一样的活法。

2 与子女沟通好+遵循科学指导

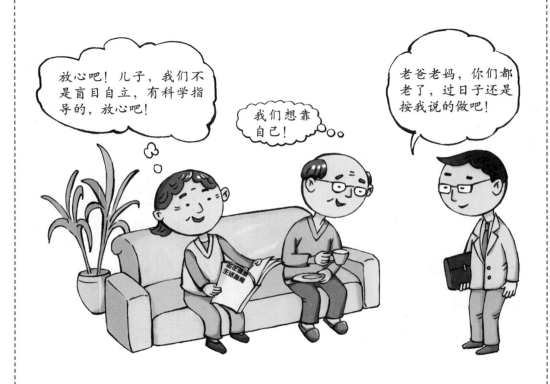

　　⊸ 老年人的生活毕竟和子女息息相关，要想过自立的生活，子女的支持和理解很重要。

　　⊸ 老年人只要身体可行先要坚持自立，然后积极、主动和子女沟通，把自立的好处对子女说出来，尽可能地获得子女支持，在遵循科学的指导下，以自立为主、子女为辅，过好老年生活。

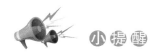

不自立的坏处

一个不想自立的老年人，容易对生活丧失信心，进而影响到身体健康。

国内外不乏这样的例子：退休前身体很好，生活充实，身心都很健康；退休后无所事事，失去了人生追求的目标，泯灭了自主自立精神，也会很快导致健康恶化和生活水平大幅下降。

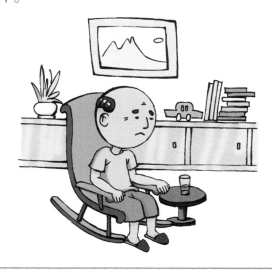

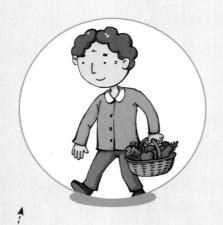

居行适宜 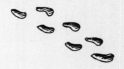篇

本

篇讲的是老年人居家出行的内容，包括穿衣、饮水、睡眠、排便、外出旅游、居室通风等日常生活要注意的事情。希望老年朋友能规律生活、少生病，无意外，日子越过越好。

在这篇要提醒老年朋友的是，居家过日子也要讲究个科学，才能更好地防意外，保护身体，哪怕是像穿衣这样做了一辈子的事情，到了老年也是需要注意的。在此，特别提醒老年朋友要多到室外活动，重视和大自然的交流，居家室内勤通风，量力进行户外活动和旅行。通过和大自然的亲密接触，让生命更加具有活力，身心更健康。

第一章

居家生活规律过

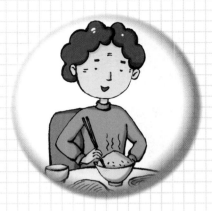

生活规律好处多，
睡眠饮食第一则。
适应季节来调整，
假日也当平时过。

生活首先要规律

1 生活规律的好处

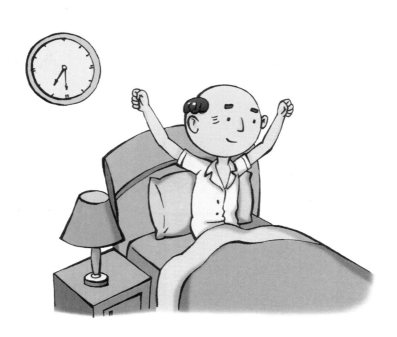

⊙→ 规律生活能保持人体生物钟良好运转，维持身心平衡，是保障人们健康长寿的基础。

2 日常生活要规律

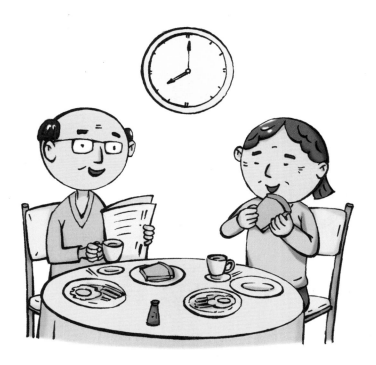

↪ 老年人生活规律是保持健康的有效方法。

↪ 起床、睡眠、饮食、午休、排便、运动、用脑、娱乐、社交、性生活都要规律，其中规律饮食和睡眠最重要。

3 规律生活自己定

老张生活作息表	
7:30	起床
7:30～8:00	刷牙、洗脸
8:00～8:30	吃早饭
8:30～9:30	小区散步
9:30～10:00	吃点水果
10:00～10:30	看报纸
11:30～12:30	吃午饭
12:30～13:30	午休
13:30～14:30	喝茶、看书
14:30～15:30	锻炼身体
17:30～19:00	做饭、吃晚饭
19:30～20:00	出去遛弯
20:30～21:00	洗漱
21:00～21:30	按摩涌泉穴
21:30	上床睡觉

老李生活作息表	
7:00	起床
7:00～7:30	洗漱
7:30～8:30	吃早饭
8:30～9:30	打太极拳
9:30～10:00	吃点零食
10:00～10:30	看书
11:30～12:30	吃午饭
12:30～13:30	午休
13:30～14:30	看电视
14:30～15:30	遛弯
17:30～19:00	做饭、吃晚饭
19:30～20:00	公园快步走
20:30～21:00	洗漱
21:00～21:30	泡脚
22:30	上床睡觉

↪ 规律生活并不是指所有的人都要按一套作息时间生活，而是建议每个人根据自身情况过适应自己的规律生活。

↪ 没有哪个规律更好，关键在于适合自己。

4 适应四季变化

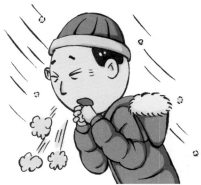

酷暑时期老人血压易升高，要多加注意！

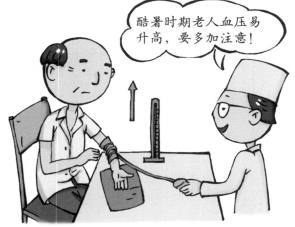

⇨ 人体要适应气候的四季变化。每年的冬春交际、秋冬交际和酷暑期间是老年人易生病、易发病的季节，所以老年人要随季节变化而有规律地调整衣着、饮食，有慢性病的老年人也要根据季节的变化在医生的指导下调整日常用药量。

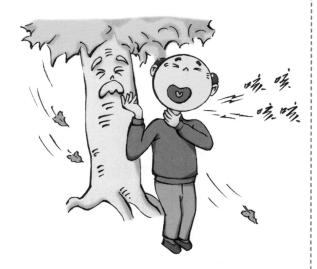

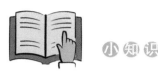

怎么安排生活内容

　　生活规律很重要，怎么安排生活内容呢？老年人需根据自身情况安排，具体项目及时间分配可以参考《中国老年人健康指南》中的建议。在指南中，建议老年人每天睡眠不少于6小时，最好有午休。每天晒15～20分钟太阳，阳光强时，应佩戴太阳镜或在树荫下停留较长时间。除雾霾等特殊天气外，每天最好早、中、晚各开窗通风1次，每次15～20分钟。每周运动3～5次，每次不少于30分钟，每周不少于150分钟。患有高血压的老年人每天至少自测3次血压。患有糖尿病的老年人血糖稳定时，每周至少抽查1～2次血糖。每天也应坚持听、说、读、写等锻炼。

5 莫让节假破规律

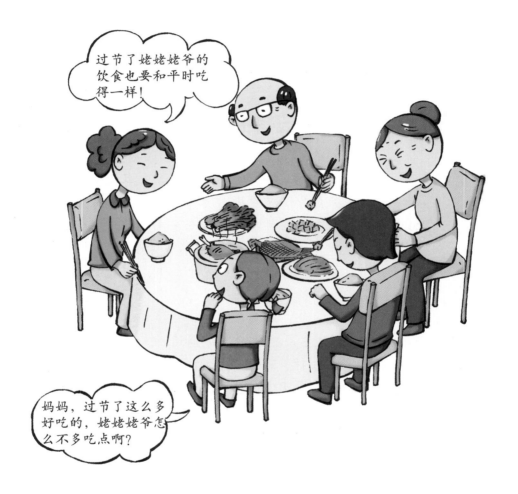

→ 打乱原有的生活节奏、过度操劳或兴奋、饮食不当、忘服或停服正在应用的药物是老年人节日发生意外的原因。这点不仅老年人要注意，子女也要留心。

→ 节假日期间，老年人尤其注意不可多吃油腻的荤菜，尽可能保持平时的饮食习惯。

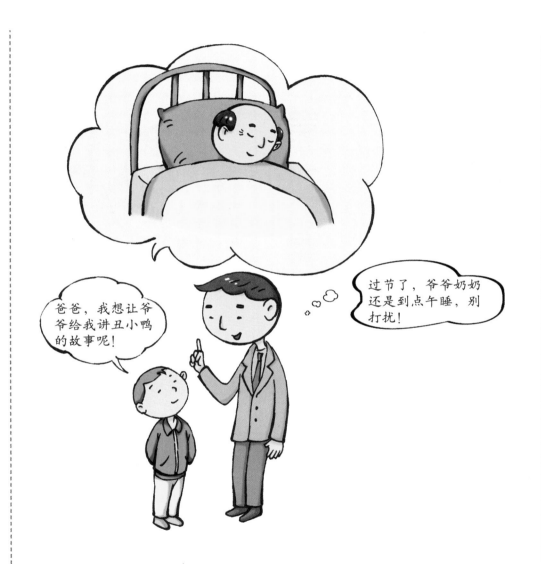

爸爸，我想让爷爷给我讲丑小鸭的故事呢！

过节了，爷爷奶奶还是到点午睡，别打扰！

→ 儿女假期间回家应多关心父母的健康，多分担家务，别让他们操劳，不要打乱他们的生活规律。

第二章

睡眠充足精神好

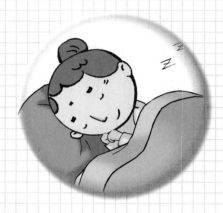

健康长寿子午觉，
睡眠质量最重要。
时间长短因人异，
睡眠避免"四不宜"。

第 1 节

不可忽略的睡眠常识

1 充足睡眠——最好的保健

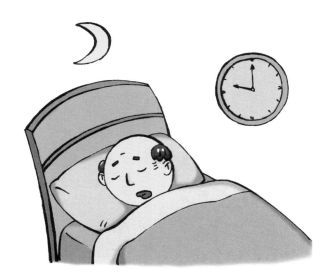

⤳ 睡眠充足的好处：古人云"能眠能食者长生"。

⤳ 通过睡眠，人的精神和体力得到恢复。充足睡眠是最佳"药物"。

 小贴士

失眠

失眠要看医生，在医生指导下用药，不能自行用药。

收音机播放轻柔的音乐可以帮助老年人入睡。

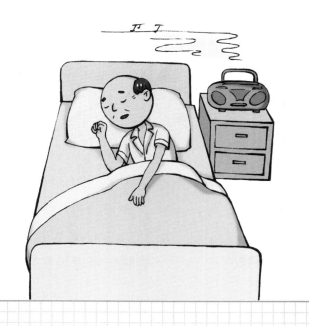

②　不可或缺的黄金觉

子时大睡　午时小憩

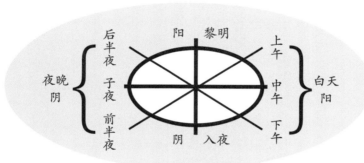

⊙→ 睡睡"子午觉"是顺应自然的好方法。

⊙→ "子时"是指晚间11～1点，"午时"是指白天的11～13点。

⊙→ 在子时前上床睡眠和在午时小憩，可养精蓄锐，达到休养生息的作用。

小贴士

啥是有质量的睡眠

1.入睡时间不超过半个小时。

2.没有噩梦。

3.睡醒后觉得解乏、精力充沛。

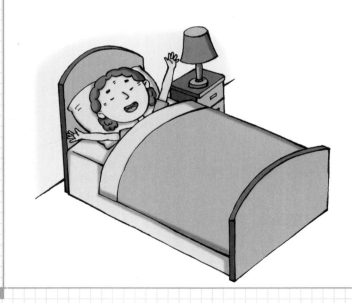

3 睡眠的要点

☞ 有质量的睡眠没要求必须睡多长时间，因为睡眠长短完全因人而异，每个人都有自己的规律，只要醒来精力充沛，不觉得疲乏就是有质量、健康的睡眠。

☞ 有的老年人夜间睡眠时间少，还可通过午睡弥补夜间的睡眠不足。

4 睡眠"四不宜"

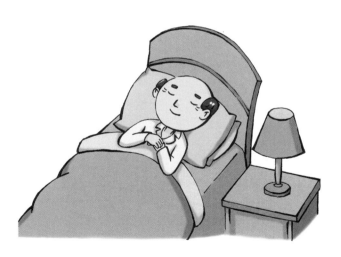

☞ 睡前不宜参加紧张、刺激的活动。
睡眠是休息。睡前不宜兴奋，以免入睡困难。

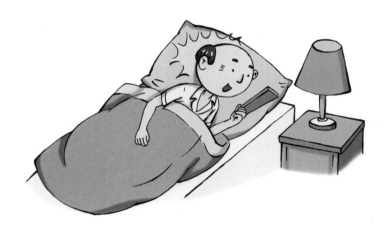

⇨ 不宜睡前看手机或屏幕。

躺在床上关灯看屏幕（手机、电脑、电视），屏幕的光亮刺激会损伤视力，声音嘈杂也会干扰睡眠。随着电子产品的普及，不少老年人习惯于睡前看手机、电视。此时最好有低亮度的背景灯光以减少屏幕的光刺激。

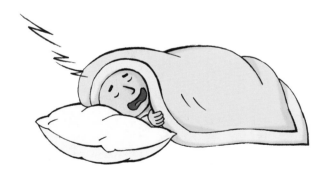

⇨ 不宜蒙头睡。

蒙头睡眠不利于呼吸，特别是将自己呼出的二氧化碳又重新吸进去，很容易缺氧而损害健康。

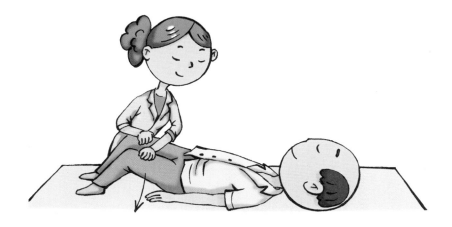

⊙→ 不宜过度卧床。
就像不宜久坐一样，老年人也不宜久卧。

不少人理解有病"好好休息"就是卧床。对于老年人来说，久卧是导致运动功能减退的重要原因。

一定要鼓励老年人多活动，即使是卧床不起的老年人，也要主动地或被动地做一些活动。

第2节

睡眠姿势要选对

1 睡姿"卧如弓"

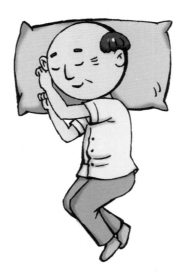

☞ 睡眠姿势同样是影响健康的因素之一。身体健康的老年人建议右侧卧位睡姿，利于保持呼吸道通畅、血液循环良好。

☞ 但对于一些有慢性病的老年人而言，可根据自身情况选用适宜的睡姿以减轻疼痛和不适。

2 反流性食管炎的睡姿

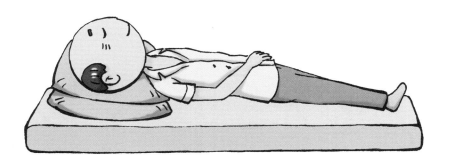

↪ 应避免睡前3～4小时进食，可通过调高枕头，呈身高脚低的睡姿来缓解症状，减少胃食管反流。

3 腰椎病的睡姿

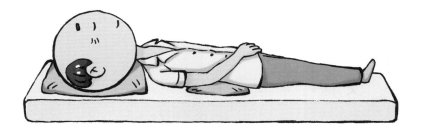

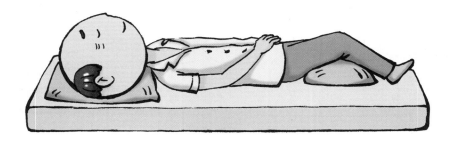

☞ 采取仰卧位睡姿，床要有一定硬度，四肢保持自然伸展，就可以使全身肌肉放松，从而使腰椎间隙压力明显降低。

颈椎病的睡姿

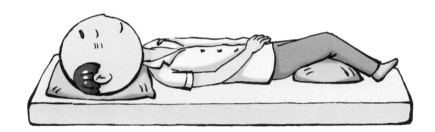

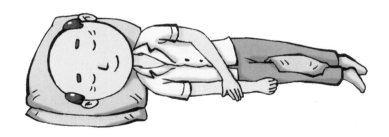

    正确的睡姿是头颈部保持自然仰伸位最为理想，枕头放置在颈部正后方，以维持头颈部的生理曲线，同时也使椎节内外处于平衡状态。睡眠时应尽量放松颈肩部，枕头高度一般是一个拳头高左右为宜。

第 三 章

经常喝水身体健

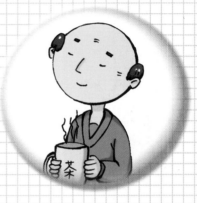

水是生命源，

每天饮不断。

最好白开水，

多少随你"便"。

喝水常识要知道

1 老人要常喝水

⇨ 水是生命之源。老年人肾脏功能减弱，体内平衡恢复较慢，要注意经常喝水。经常饮水可以预防因为水分不足引起的心脑血管病发作。

⇨ 早上喝还是晚上喝，具体的喝水时间根据个人习惯而定，没有特别要求，不建议一次大量喝水。

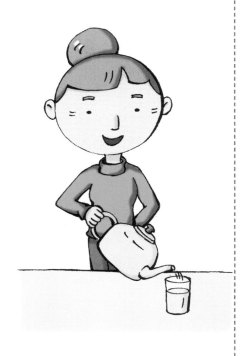

2 每天8杯水

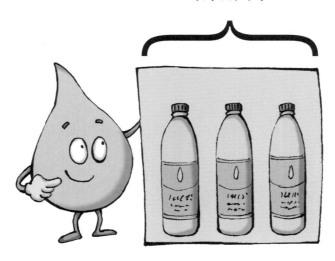

1500~2000ml,
约为8杯水!

⮕ 原则上人每天排出的水（尿、汗等）与喝进体内的水必须保持一样的量。

⮕ 因不容易计算每天排出去多少水，所以，人每天需要喝水的量根据个人情况判断，例如夏天气温高应多喝水，干活出汗多了也应及时补水。

⮕ 建议老年人每天尽量喝白开水和淡茶水，水量为1500~2000ml，约为8杯水。

水在哪里

　　我们每天喝的水包括饮用水和食物里包含的水。饮用水指的是白水和饮料加起来的量。食物水（食物本身的水和烹调加入的水）包括主食、菜、零食和汤。

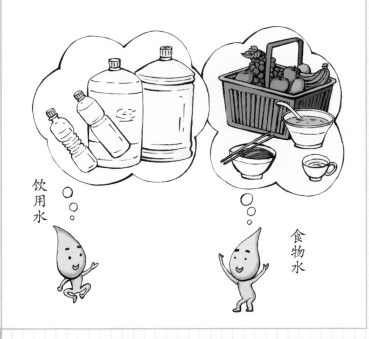

饮用水

食物水

第四章

穿衣舒适身心畅

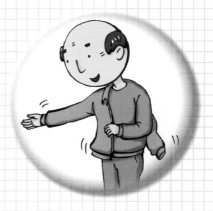

舒适御寒丝毛棉，

搭配服装精神现。

肩背腰膝脚要暖，

腰腹领口要宽松。

第1节

老年人着装选择

1 老年人衣服要什么样的材质

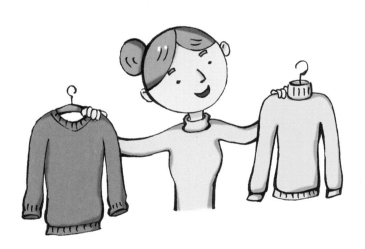

⊙→ 老年人的衣服最好是天然的材质。贴身衣物宜选用棉或丝织物。棉、纯毛、羽绒可作为御寒衣物的选择。

⊙→ 有些患风湿性关节炎的老年人则可以穿用氯纶制成的裤子，因为氯纶产生的静电，对治疗风湿性关节炎有一定的帮助。

2 衣服注重保暖

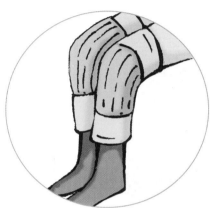

膝部保暖

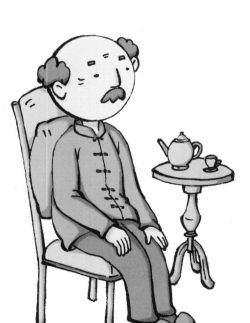

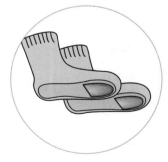

脚部保暖

老年人穿衣要注意重要部位的保暖。

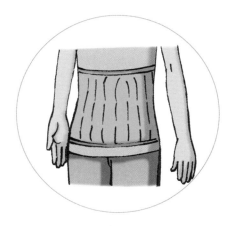

腰部保暖

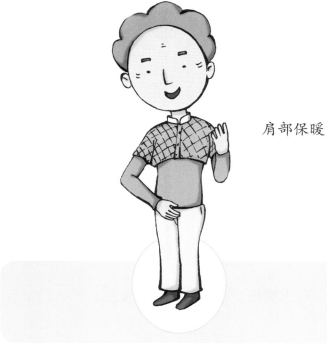

肩部保暖

⊷ 肩部、背部、腰部、膝部、脚部都是需要注意保暖的部位。有专门为老年人设计生产的一些局部保暖的服装。

3 穿衣应宽松首选特制鞋

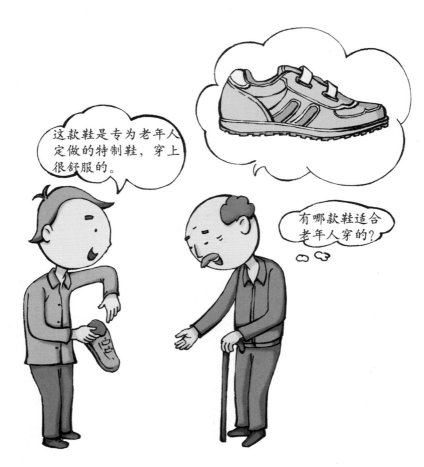

老年人穿衣应宽松，特别是领口、腰腹部和裤口部位。衣服应舒适、易脱穿。

老年人鞋子应鞋前加宽，鞋背加高，鞋底加宽，穿着不挤脚不磨脚。还可以选择鞋底加气垫、足弓加垫等比较专业的专为老年人特制的鞋子。备有鞋拔，这样不用弯腰就能拔上鞋跟了。

第 2 节

老年人服装搭配

搭配合体显精神

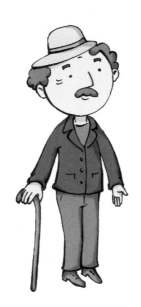
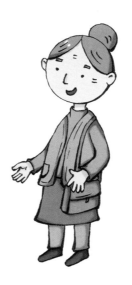

⊙→ 老年人也要会搭配服装。应参照比自己实际年龄小十岁的年龄段去着装，通过服饰给自己一个"还年轻"的心理暗示。

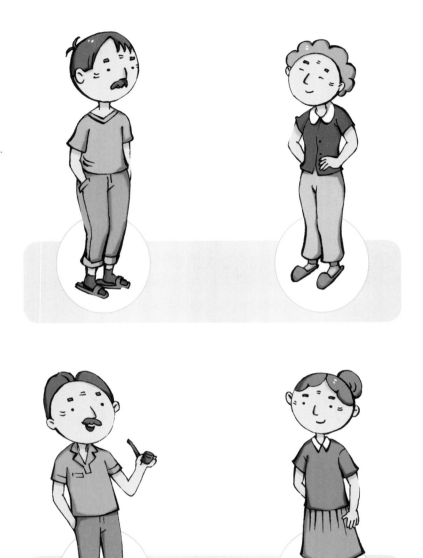

➷ 式样、颜色的不同搭配可以悦己悦人，显示出老年人的精神风貌。

小提醒

不常穿的衣物处理

两年以上不再穿戴的衣服、皮带、鞋子、帽子等；尺寸不适合或和目前年龄、造型不搭配的衣服可以捐出，不要存在家中。

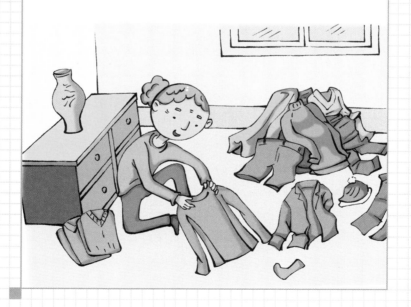

第五章

二便通畅身强壮

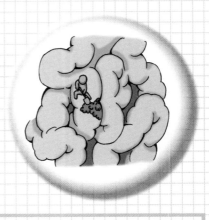

体内垃圾需清理，
二便通畅身强壮。
适当运动调食物，
如有异常早就医。

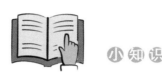

二便通畅的好处

  《论衡》说："欲得长生，肠中常清"，意思是想长寿，肠要常清理干净。日常生活会有垃圾，每天都需要倒掉，室内才能清洁；人体内每天也会产生很多垃圾，主要通过大便、小便排出体外。如果二便不畅，代表垃圾在体内没排出去，留在体内时间长了，势必会对人体健康造成损害，所以，要想健康，二便要畅。

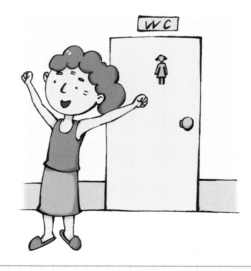

第 1 节

如何保持大便通畅

1 适量的运动+适当食物

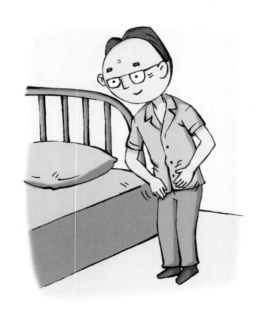

➥ 每天室内外活动是保障大便通畅的基础。活动能促进胃肠蠕动。

➥ 卧床的老年人可以通过活动四肢，腹部按摩促进胃肠蠕动。

➥ 每天进食足量的蔬菜水果，适当进食粗粮也是保持大便通畅的基础。

2 小心便秘

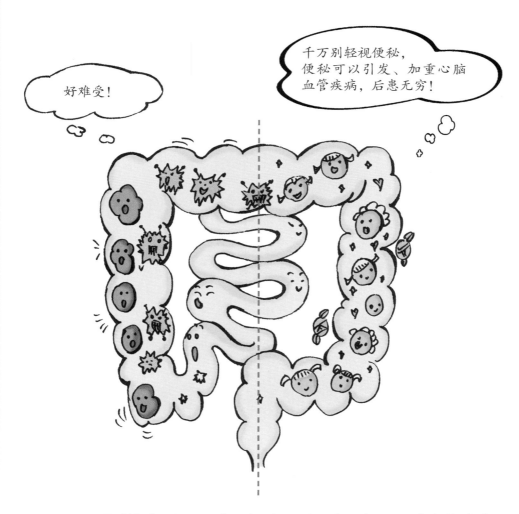

☞ 不要觉得便秘不是病，便秘可以引发、加重心脑血管疾病，一定要小心对待。

☞ 还要小心一些常见药物可以引起便秘。

益生菌的妙用

　　不是说某些药物服用后一定会引起便秘，而是有可能引起便秘。服用药物应遵医嘱，若认为自己有药物引起便秘的问题应咨询医生意见调整。老年人便秘的基本原因是胃肠功能减退。因此，要通过综合措施来避免。除了已经谈过的运动饮食外，服用益生菌也可以防止和解决便秘的问题。

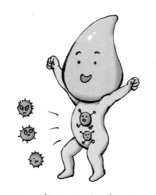

好细菌和益生菌可把体内坏细菌和致病菌消除掉。

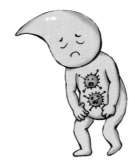

坏细菌和致病菌会导致体内出现各种症状。

3 排便异常应就医

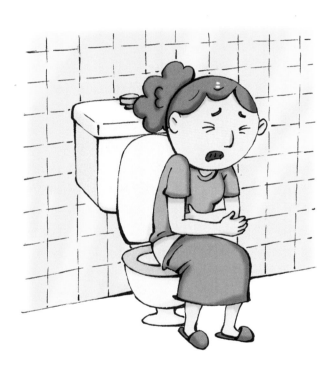

⊙→ 老年人如有大小便失禁、脓血便、便秘时要及时找医生诊治。

⊙→ 失禁的问题不要讳疾忌医，通过药物、手术等方法是可以基本控制的。

⊙→ 如有脓血便或是排便次数增加、减少等症状，要就医检查，及早发现、治疗。

第2节

排便防跌倒

1 床旁便器

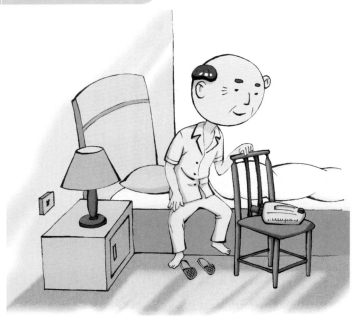

☞ 小心起夜排便带来的跌倒风险。老年人起夜频，夜间室内灯关光线暗，人也在不太清醒的状态下很容易跌倒。老年人，特别是高龄老人最好准备床旁便器，也可以将椅子放在床边，老人一旦站立不稳时有支撑、依靠，以防避免跌倒。

2 保障夜间照明

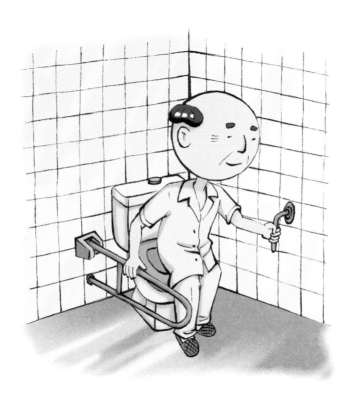

⏵ 去厕所的路上要有照明，不要摸黑；地面要平整。特别是高龄老人最好厕所内备有利于老人起身的厕便器，老人一旦站立不稳时有扶手和依靠，以防避免跌倒。

⏵ 只要心中有了防范跌倒的意识和方法，就能减少跌倒的发生。

第六章

动作轻缓防意外

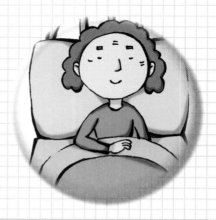

人老活动需当心，
起床缓慢别急猛。
穿衣不要单腿站，
爬高提物宜找人。

生活常识"四注意"

1 避免久坐

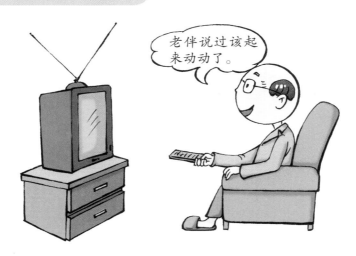

老伴说过该起来动动了。

⊙→ 无论平时是否运动，日常生活中久坐时间长会影响到老年人的生活自理能力。

⊙→ 看电视、打牌、下棋等不要超过一小时。中间可起来活动10分钟。看电视或看书时，可以把腿伸直垫高，小腿略高于大腿，有利于血液的回流。坐着时要尽量将腰背紧贴并倚靠椅背，可以放置一个小靠垫，托起腰部，使腰骶部的肌肉不会太疲劳。

2 缓起床——三分钟

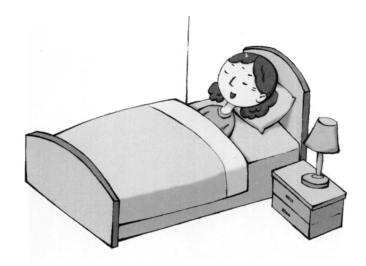

☞ 晨起醒来先在床上躺一分钟。

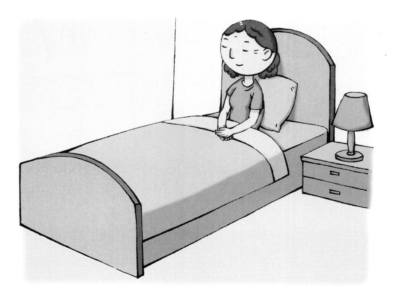

☞ 坐起活动一分钟。

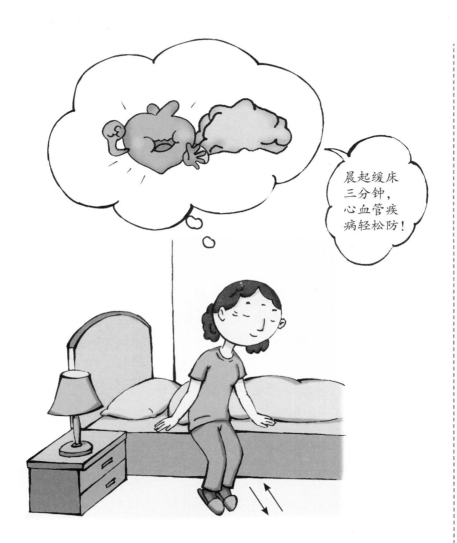

晨起缓床
三分钟，
心血管疾
病轻松防！

☞ 下床坐在床边活动一分钟后再站起来。

☞ 经过这三分钟的预备活动，可预防由突然体位变化而引起的心脑血管疾病的发生。

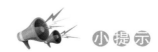 小提示

老年人要预防跌倒

老年人平时活动时应多观察熟悉身边的环境和障碍物，且动作宜慢。

在光线暗、光滑或不平的地面行走，以及上下台阶时，要特别小心。切勿边走边看手机或书报而分散注意力。

行动不便者，可选择辅助工具帮助。参加活动时，老年人应选择舒适、宽松、合身的衣服，鞋子选择合脚有防滑底的。

视力不好者，应佩戴眼镜。

3 慢穿衣

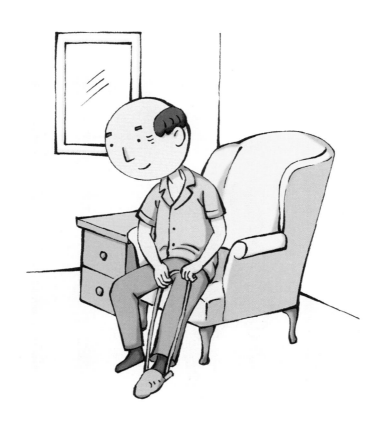

◑→ 老年人穿衣裤时要注意采用保护姿势。

◑→ 特别不能单腿站着穿裤子，以免跌倒。

◑→ 高龄老年人自己穿袜子时有困难可请家人帮忙或用辅具帮助，不要勉强做自己不能做的动作。

4 不爬高

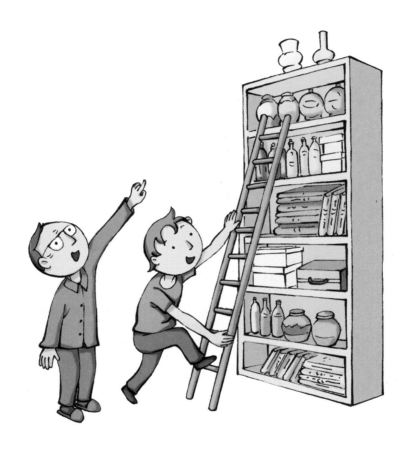

☞ 老年人在拿取高处物品时一定要小心，特别是家中无人时。先要评估一下自己的能力和条件。能不能拿到？能不能拿动？一定要拿取时，最好不要站在凳子等小面积物体上（有梯子最好），更不能在凳子上再加凳子。一旦滑动就会跌伤。

☞ 一旦跌倒，不要惊慌，先呼救求助，再考虑能否站起来。不要因为急于起身而造成二次损伤。

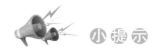小提示

不弯腰取重物

　　弯腰提取和搬运重物在日常生活和工作中极为常见，如工人搬运重物、妇女端放在地上的洗衣盆等。在这些情况中，稍有不慎很容易造成腰骶部的损伤，所以弯腰取重物是人人都要避免的动作，65岁以上的老年人尤其要注意。拿不动的东西不要勉强，如果不是特别重，要注意姿势，屈膝蹲下用双手把物品拿稳再站起来。

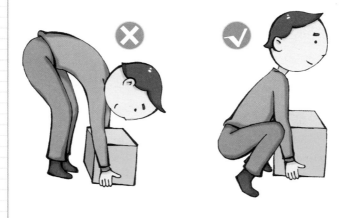

第七章

通风适量利健康

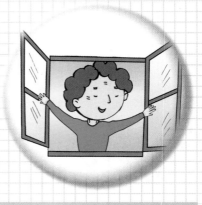

室内通风很重要，
亲近自然换空气。
时间根据季节变，
雾霾使用净化器。

第1节

通风好处多

1 调节室内温度和湿度

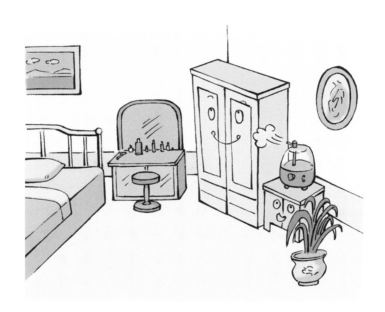

⤳ 通风可以调节室内温度和湿度。夏季开窗通风时间可以长，利用自然风调节室内温度和湿度；冬季通风时间宜短些，防止过冷。室内温度在16～24℃、湿度在50%～60%左右为最好。

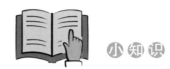

室内空气需清洁

　　室内空气和室外空气相比，室内受做饭烟尘、汗液的蒸发、呼吸的二氧化碳、咳嗽喷嚏飞溅泡沫等影响，空气污浊有味道，细菌病毒也多。而户外空气由于容量大、气流快，又受到日光的消毒、花草树木的净化，清新宜人。打开门窗使空气流通，可以使室外的清新空气充分地与室内的污浊空气进行交换。有雾霾的天气不宜开窗通风，可采用空气净化器保持室内空气新鲜。

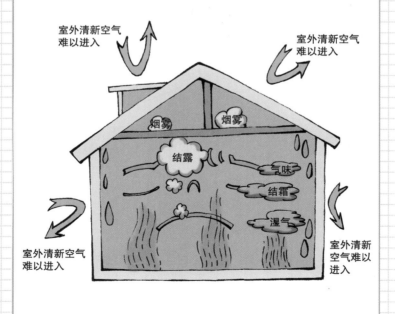

2 人和自然的交流

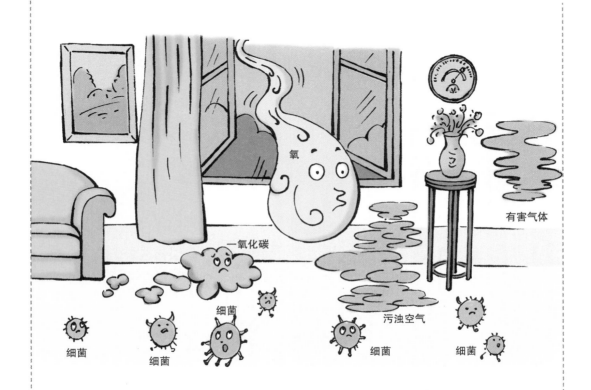

    ➡️ 人需要多和大自然接触，才能保持心情愉悦，感觉舒适，身体健康。和年轻人相比，老年人在家里的时间比较多，和大自然接触的机会少，开窗通风就尤为必要。窗户打开了，大自然会送来充足的阳光和新鲜的空气，这样我们老年人就和大自然融在了一起，心情因而舒缓，代谢变快了，体质更强了。

    ➡️ 经常开窗通风对老年人尤其是患有高血压、冠心病的老年人特别重要。

第 2 节

通风注意事项

1 冬天也要通风

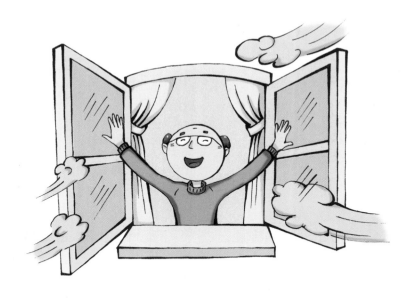

↪ 冬天也要通风，千万不要因为怕冷怕风而长期关窗。冬季可以短时间地各室轮流开窗通风，也可以安装风钩调整门窗的开启角度。北方冬天开窗通风要选择中午阳光充足的时段，时间不宜超过15分钟，避免室内温度降得过低。

2 床位远离穿堂风

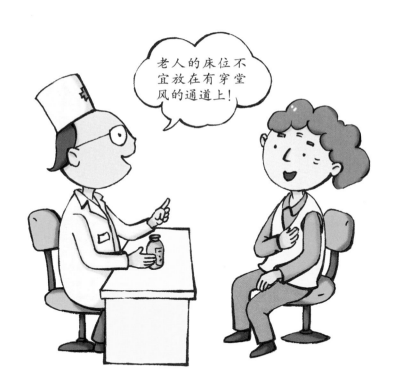

老人的床位不宜放在有穿堂风的通道上！

↪ 老人的床位不宜放在有穿堂风的通道上，以免风量过大或直接吹风受凉感冒。

第八章

出行要务需牢记

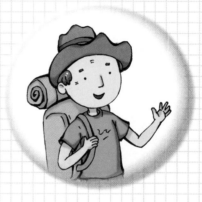

出门旅行益身心，
量力而行别逞能。
备齐衣物与药品，
应急方案早早定。

第 1 节

量力而行

依据体力和经济能力

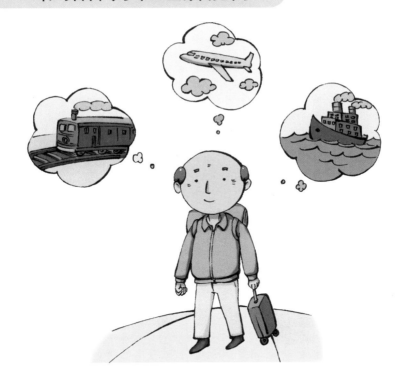

→ 无论短途还是长途游，老年人出行时不要攀比他人，不要因出游而造成身体过劳和经济紧张。要综合考虑自己的体力和经济能力，选择出行的次数、方式、地点、天数和季节。跟团游一定要充分了解行程，不要选择过于紧张的行程。

第 2 节

出行准备

 备齐随身物品

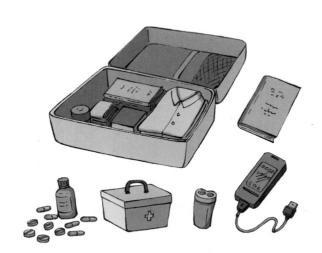

⤳ 一要备有通讯联系的工具；二要备有常用的药品；三要备有适宜出行的衣物鞋帽；四要有应对突发事件的方案。

2 了解旅游目的地信息

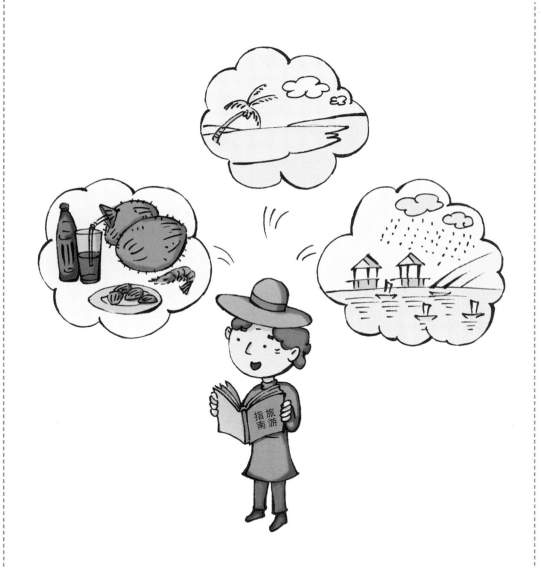

➦ 注意了解出游目的地的天气、交通、饮食等信息。

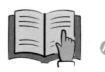

小知识

出行的好处

　　无论是为旅游、探亲、访友而出行都能观察到与平常生活不同的人、事情和景物，能使人赏心悦目体康健。

　　老年人无论在任何年纪，能够出行都有益于身心健康。

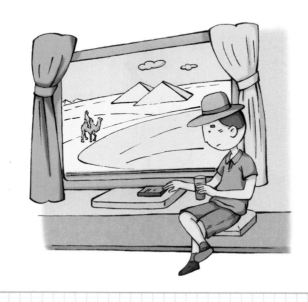

 小提示

出行在外遇到老年人跌倒怎么办

如果遇到老年人跌倒，不要急于扶起来，要分情况进行处理。如意识不清，立即拨打急救电话；若有呕吐，将头偏向一侧，并清理口、鼻腔呕吐物，保证呼吸通畅；对于意识尚清楚的，询问是否有剧烈头痛并观察是否口角歪斜、言语不清、手脚无力等现象提示有脑卒中的情况，如有，若立即扶起老年人可能加重脑出血或脑缺血，使病情加重，应立即拨打急救电话；查看有无肢体疼痛、畸形、关节异常、肢体位置异常等现象就提示有骨折情形，如无相关专业知识，不要随便搬动，以免加重病情，也应立即拨打急救电话；查询有无腰、背部疼痛，双腿活动或感觉异常及大小便失禁等现象就提示有腰椎损害情形，如无相关专业知识，不要随便搬动，以免加重病情，应立即拨打急救电话；若老年人试图自行起来，可协助老人缓慢起来，让其坐、卧休息并观察，确认无碍后方可离开。

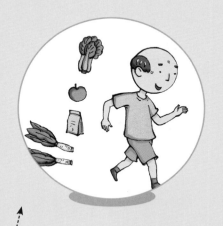

吃动平衡

篇

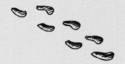

本

篇向老年朋友介绍的是合理膳食，科学运动等知识。希望老年朋友遵循合理膳食的原则，注意食物种类多样性，少油少盐，控糖限酒。高度重视科学运动对老年人的重要性，应根据身体条件选择运动项目，健康地运动。

吃动平衡不仅有利于预防肥胖、癌症、脑血管病、心脏病和呼吸系统疾病等慢性病，而且对于患有慢性病的老年人来说，如果注重吃动平衡，将有利于控制慢性病的进展速度，且可以延缓并发症的发生。

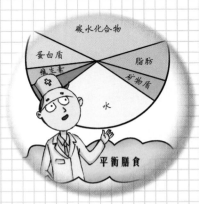

第一章

平衡膳食

平衡膳食要重视，食物种类要多样。

每天食物十二种，谷类为主遵传统。

餐餐蔬菜深色优，天天水果吃原味。

日日喝奶酸奶佳，少油盐控糖限酒。

大豆营养每天有，坚果好吃不过量。

第1节

认识"膳食宝塔"

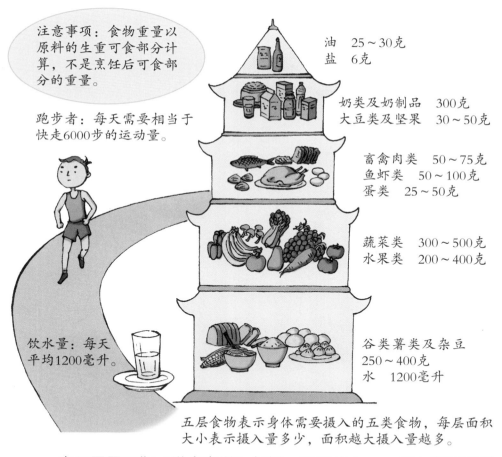

注意事项：食物重量以原料的生重可食部分计算，不是烹饪后可食部分的重量。

跑步者：每天需要相当于快走6000步的运动量。

油　25～30克
盐　6克

奶类及奶制品　300克
大豆类及坚果　30～50克

畜禽肉类　50～75克
鱼虾类　50～100克
蛋类　25～50克

蔬菜类　300～500克
水果类　200～400克

饮水量：每天平均1200毫升。

谷类薯类及杂豆
250～400克
水　1200毫升

五层食物表示身体需要摄入的五类食物，每层面积大小表示摄入量多少，面积越大摄入量越多。

☞ 中国居民平衡"膳食宝塔"包括：跑步的人、一杯水和五层食物。分别表示：建议中国轻体力成年人每天的食物种类及数量、运动量和饮水量。

第 2 节

"膳食宝塔"要记牢

1 食物种类要多样——每天12种，每周至少25种

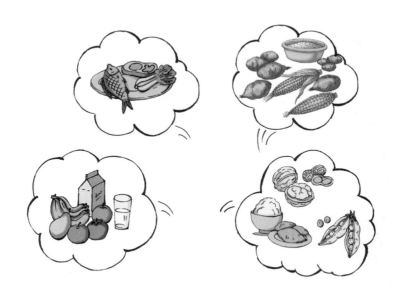

目前已知人体需要40余种营养素，这些营养素均需要从食物中获得，没有任何一种食物可以满足人体所需的全部营养素，因此种类多样才能最大限度满足人体对各种营养素的需求。

◦→ 我们平常吃的食物可分为五大类：谷薯类、蔬菜水果类、畜禽鱼蛋奶类、大豆坚果类和油脂类；建议每天至少12种，每周至少25种。

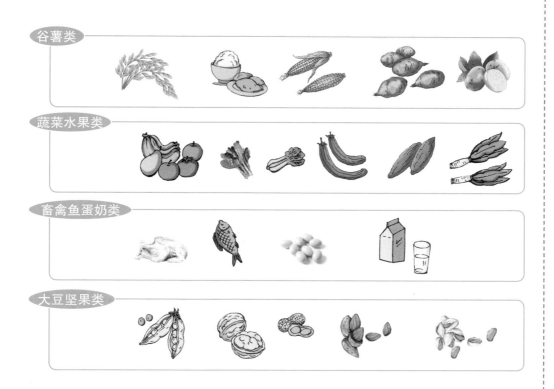

食物种类	平均每天品种数	平均每周品种数
谷薯类	3	5
蔬菜水果类	4	10
畜禽鱼蛋奶类	3	5
大豆坚果类	2	5
合计	12	25

◦→ 按照一日三餐分配，早餐建议摄入4~5种食物，午餐5~6种，晚餐4~5种，零食1~2种。

食物混搭轻松增加食物种类

日常烹饪中，提供一个轻松增加食物种类的小窍门：将多种食材放在一起混做。

以小米粥，炖白菜为例。在小米中加上枣、枸杞、绿豆、花生、瘦肉一锅煮出；将白菜、木耳、土豆、胡萝卜混在一起炖。

同样是一粥、一菜，混搭后，粥中的食物种类从1种（小米）增为6种（小米、枣、枸杞、绿豆、花生、瘦肉），菜中的食物种类从一种（白菜）增为4种。传统的二米饭、豆饭、八宝粥、炒饭都是混搭的典范。

② 谷类为主，动物性食物应适量

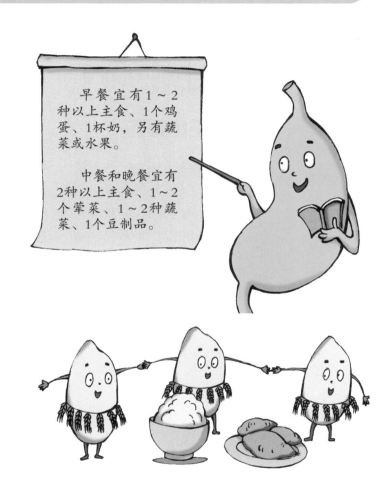

早餐宜有1~2种以上主食、1个鸡蛋、1杯奶，另有蔬菜或水果。

中餐和晚餐宜有2种以上主食、1~2个荤菜、1~2种蔬菜、1个豆制品。

☞ 谷类为主是我国的传统膳食模式，老年人应该坚持这种良好传统。

☞ 动物性食物（鱼、禽、蛋、瘦肉）应适量但要够量，适量是别吃多，够量是吃饱。每天需要量（见宝塔第三层），种类优先选择鱼禽类；少食肥肉、烟熏和腌制肉制品。

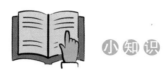

谷物为主小技巧

谷类包括稻米、小麦、小米、大麦、燕麦、荞麦、莜麦、玉米、高粱。大米、白面是厨房最常见的谷类，谷类为主不能简单理解为大米、白面为主。要把小米、玉米、燕麦、全麦粉等和大米、白面配着吃。如可以将大米和小米搭配做成二米饭；也可以早上喝小米粥，中午选用全麦粉做面条。

谷类为主还要把杂豆（红豆、绿豆、芸豆、蚕豆、豌豆）和薯类（土豆、地瓜、山药、芋头）也加进来。杂豆可以做豆饭（加豆的饭更有营养），豆沙包，豆粥，豆芽菜；薯类可以直接当主食吃，也可以做菜如炒土豆丝，还可以做零食如烤地瓜。

谷类一天的摄入量约为250~400克（5~8两生重），是米、面、豆、薯加起来这么多。薯多米面豆就要减少，米面豆多薯要减少。

在家吃饭每餐都应该有米饭、馒头、面条等主食，在外就餐不能只吃肉类和菜，不要忘了吃够主食。

3 餐餐有蔬菜——
每天3~5种，深色蔬菜要过半

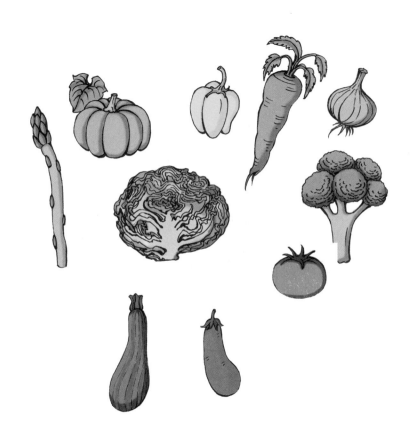

　　⟿　新鲜蔬菜是营养和平共处"宝库"，一日三餐都要有蔬菜，保证每天摄入300~500克（生重），其中深色蔬菜（深色蔬菜指深绿色、红色、橘红色、紫红色蔬菜，它们叶片或果实的颜色往往比较深。）要占一半以上。蔬菜品种多变换，每天吃3~5种。

4 天天有水果——
每天一个果，果汁干果不能替

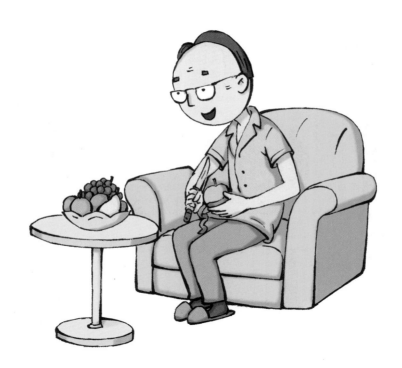

☞ 吃水果好处多，要保证每天都要吃200～350克（4～7两）的水果，种类变换着吃，记得要选择当季的新鲜水果，不能用果汁等加工水果制品取代鲜果。

☞ 提醒下，蔬菜和水果不能互相替换，都要保证摄入量。

5 日日一杯奶——
每天摄入300克（毫升）

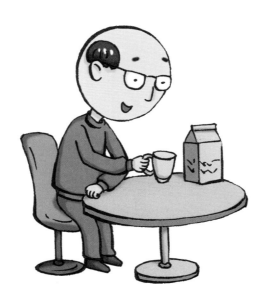

⟿ 奶类营养丰富，是钙、蛋白质的良好来源，每天都需坚持喝奶300毫升或吃奶制品300克。

⟿ 经过发酵后的酸奶富含益生菌，更容易消化吸收，乳糖不耐受的老年朋友可以选择喝酸奶。

6 大豆食品天天吃——25～35克最适宜

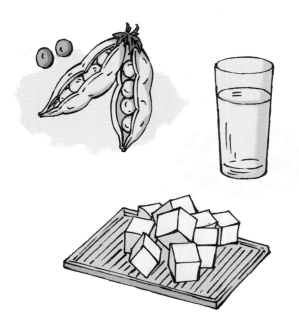

☞ 大豆包括黄豆、黑豆和青豆等。大豆类食品（豆浆、豆腐、豆芽等）营养丰富，适宜每天食用，食用量25～35克即可。

☞ 豆浆、豆芽、豆腐、豆皮、豆腐脑换着吃。

☞ 注意：生豆浆必须煮熟后才能饮用。

7 坚果好吃不过量——
每周不超过70克

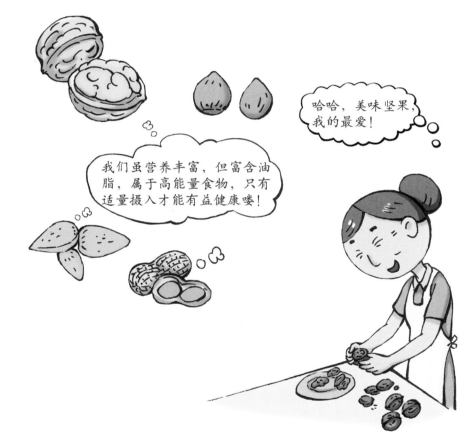

哈哈，美味坚果，我的最爱！

我们虽营养丰富，但富含油脂，属于高能量食物，只有适量摄入才能有益健康喽！

→ 坚果营养丰富，但其富含油脂属于高能量食物，只有适量摄入才能有益健康，建议每周摄入量为50~70克，每天不超过10克，可以将其作为两餐间的加餐零食。

→ 坚果通常质地坚硬，对于牙齿不好或吞咽困难的老年人，可以将其磨碎食用，同时注意一定不要过量。

第 3 节

"四少一戒"很关键

1 少盐

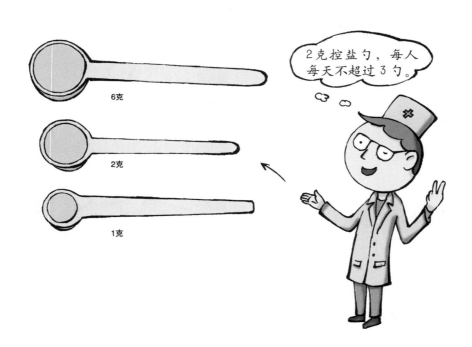

2克控盐勺，每人每天不超过3勺。

6克

2克

1克

→ 食盐是人体必需的食物，适量可以满足维持人体生命活动，但过多会给健康带来危害。建议每天食盐摄入量不超过6克。

注意隐形盐

　　盐是看得见的，是白色的。但有很多盐不一定是白色的，它们隐藏在加工食品和调味品中，一不注意就会多吃了盐。

　　调味品如味精、鸡精、酱油、辣椒酱、调料包等，都是高盐调味料。喜欢用酱油和酱做菜的应减少盐的添加。应少吃加工食品如油条、面包、方便面等。

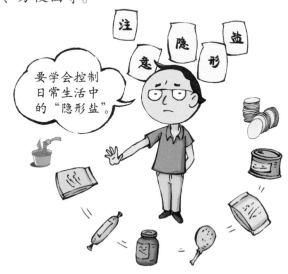

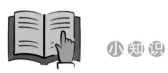

减盐妙招

1.使用减盐勺和限盐罐等工具，在当地社区卫生服务中心可领取减盐工具。

2.学会聪明的减盐烹调技巧：如出锅前再放盐，凉拌菜吃前再放盐，少点放同样咸。

3.替代法：多用醋、柠檬汁、香料、姜等调味，替代一部分盐和酱油，利用香菇、海米等食物本身鲜味以鲜代盐等。

2 少油

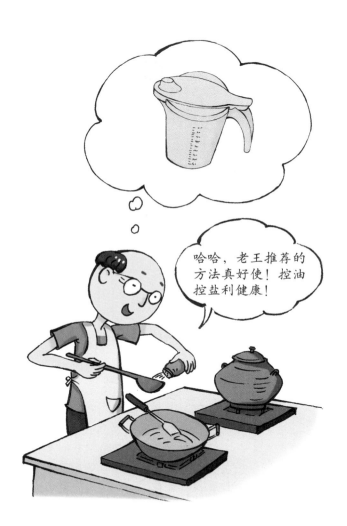

哈哈，老王推荐的方法真好使！控油控盐利健康！

☞ 油具有重要的营养作用，需要适量摄入，过量会危害健康，建议每天不超过25～30克。

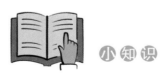

少油和巧用油

　　用油要少，要巧用。少油妙招，可以在做蔬菜的时候用白灼、蒸、凉拌等烹调方法，肉类可以用蒸、炖、煮等方法代替油炸和油煎，这样可以减少油的摄入量；也可以适量用柠檬、辣椒等调味品，让菜色口感更丰富。减油工具，可以在当地社区卫生服务中心领取。

　　巧用油指的是动物油脂、植物油各有优点，不同植物油也各具特点，建议经常更换烹调油种类，食用多种植物油，少食动物油脂、人造黄油和起酥油。

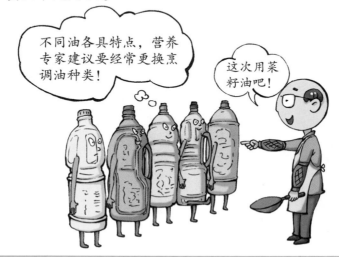

3 限酒少糖戒烟

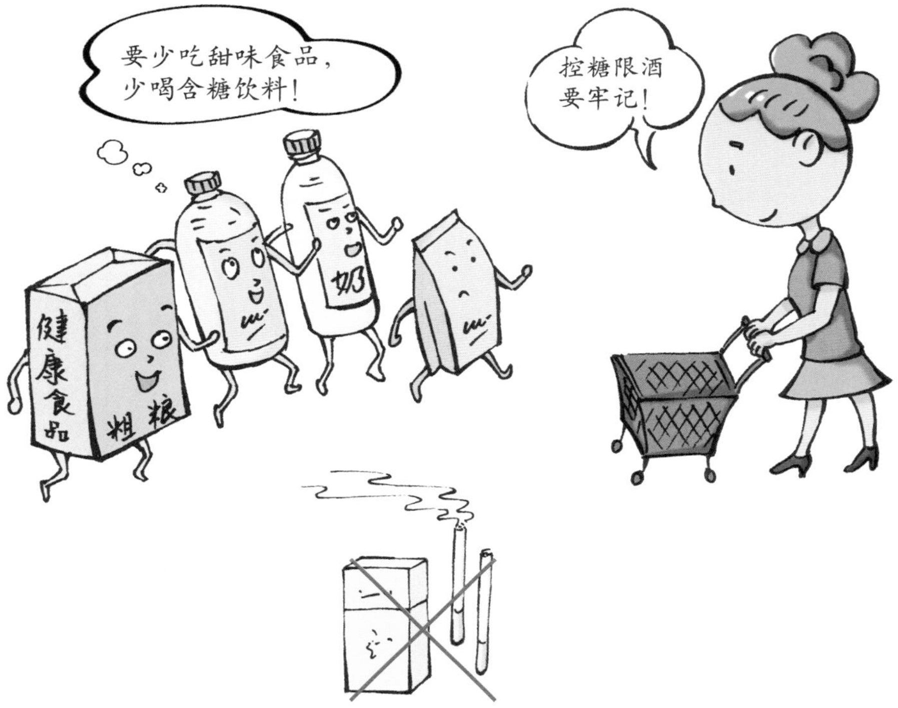

过量饮酒与多种疾病相关，因此，一般不推荐饮酒。如要饮酒尽可能饮用低度酒，建议男性一天饮用酒的酒精量不超过25克（半两），女性一天饮用酒的酒精量不超过15克（三分之一两）。

添加糖（白砂糖、绵白糖、红糖等）是纯能量食物，不含其他营养成分，吃得过多易增加患病风险，少吃甜味食品，少喝含糖饮料。

吸烟严重影响老年人的身体健康，吸烟的老年人最好把烟戒掉。

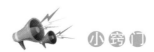

每日以"十个拳头"原则来吃饭

咱老年人为了方便，可以遵守每日食用"十个拳头"原则。老年人可以用自己的拳头作为一个"量具"，根据拳头的大小粗略估计每天食物的摄入量（未烹饪前的生食）。

不超过一个拳头大小的肉类（包括鱼、禽、肉、蛋），相当于两个拳头大小的谷类（各种主食，包括粗粮、薯类），保证两个拳头大小的奶、豆制品（包括豆制品、奶制品），不少于五个拳头大小的蔬菜水果。

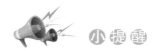

老年人膳食不苛求

　　虽然膳食指南有饮食建议，但对老年人来说，不必过于苛求自己。一是不限制自己的饮食种类，没有绝对不可以吃的食物，也不用只选择或者多吃"有益的"食物。例如说粗粮好，但每天吃1～2两即可，有些老年人消化功能减弱，只吃或者吃过多的粗粮会引起肠胃不适。二是慢慢来，对于老年人说，吃了一辈子咸口多油，一下子难以适应清淡口味。所以减盐减油慢慢来，根据自身情况，一点点减，每次比自己以前吃的口味清淡一点就行，然后慢慢地把盐减到每天6克，油减到每天25～30克。

　　总的来说，老年人的日常饮食做到总量控制、有粗有细、有荤有素、少量多餐，食物小份，种类多样，什么都吃点即可。

第二章

合理就餐

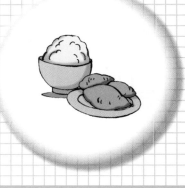

食物宜软不宜硬，
入口宜温不宜凉。
少量多餐要吃足，
细嚼慢咽好处多。
无论正餐或加餐，
餐后漱口要牢记。

第1节

食物要温软

1 宜软不宜硬——多采用炖、煮、蒸、烩、焖、烧等烹饪方法

➙ 有些老年人牙齿缺损，咀嚼吞咽能力和消化功能减弱，所以食物制作要细软，忌粘硬。

➙ 可将食物切小切碎，肉类食物切成丝，坚果、杂粮等坚硬食物可碾碎，多采用炖、煮、蒸、烩、焖、烧等烹调方法，少煎炸和熏烤等。

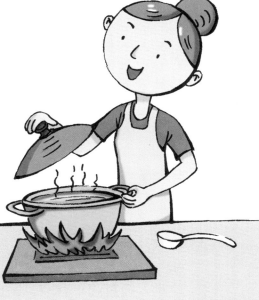

2 宜温不宜凉——
保护肠胃，增进食欲

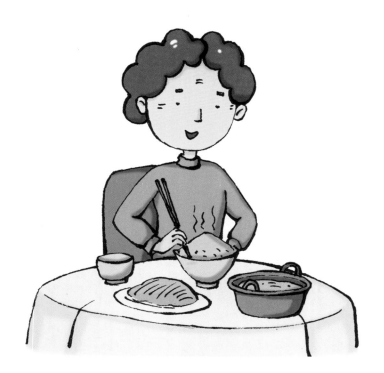

➥ 食物入口宜温不宜凉，保护肠胃，而且适宜的食物温度可以保持食物的色、香、味，增进食欲。

第2节

慢点吃不过饱

1 少量多餐消化好

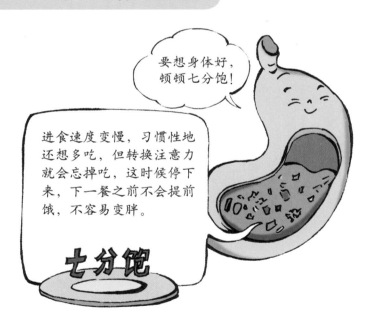

要想身体好，顿顿七分饱！

进食速度变慢，习惯性地还想多吃，但转换注意力就会忘掉吃，这时候停下来，下一餐之前不会提前饿，不容易变胖。

七分饱

⟶ 每顿饭不可吃得过饱，少量多餐。

⟶ 每顿饭不可吃得过饱，七八分饱即可，可以通过少量多餐把饭吃足。

2 两餐之间可加餐——水果牛奶或坚果

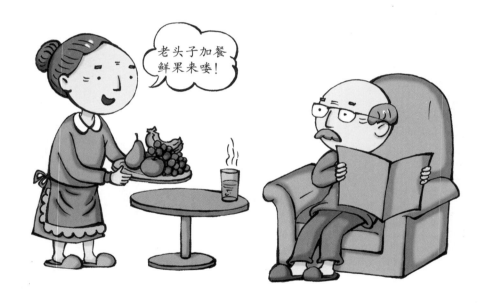

⌇ 吃饭次数可以采取三餐两点制或三餐三点制，即正餐三次，加餐2～3次，加餐可加水果、奶、坚果，这样既能吃得饱，又能吃得好。

3 细嚼慢咽好处多——
既净牙齿又促消化

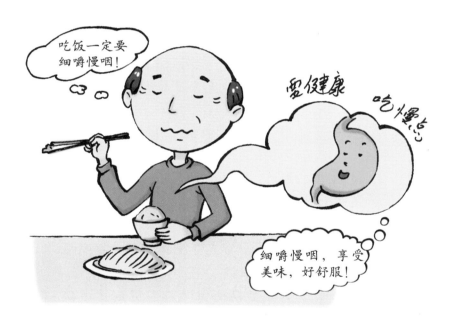

⟿ 老年人吃饭要细嚼慢咽，有很多好处，包括：食物好消化，胃肠负担小，吸收好；"清扫自洁"牙齿；保护食道；吃起来更香；锻炼脸部肌肉。

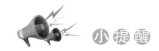

小提醒

老年人为什么要细嚼慢咽

老年人吃饭时细嚼慢咽，有很多好处：

①通过牙齿咀嚼，可以将食物嚼细磨碎，使食物有很大面积与唾液充分接触，促进食物更好消化，减轻胃肠负担，使营养物质吸收更好。

②充分咀嚼，可以促进唾液分泌，充分发挥唾液内溶菌酶的杀菌作用。

③防止因咀嚼吞咽过快，使食物误入气管，造成呛咳或者吸入性肺炎甚至窒息。

④老年人味觉敏感性显著下降，细嚼慢咽可以帮助老年人味觉器官充分发挥作用，提高味觉感受，更好地品味食品。

⑤细嚼慢咽还可以使咀嚼肌肉得到更多锻炼，并有助于刺激胃肠道消化液的分泌。

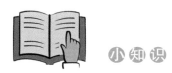

老年人需保持适宜的体重

很多研究表明，老年人体重过低或过高对健康都不利。对于体重过低或消瘦的老年人，可以试用以下方法来增加体重：除一日三餐外，加2~3次餐（或零食）来增加食物摄入量；零食可选择能量和优质蛋白较高并且喜欢吃的食物，如蛋糕、奶酪、酸奶、坚果等；适量参加运动，促进食物的消化吸收；加强社会交往，调节心情，增进食欲；保证充足的睡眠。

对于体重过高的老年人，应适当增加运动量和控制食物摄入量。老年人切忌在短时间内出现体重大幅度变化，否则应到医院进行必要的检查。

第三章

适量运动

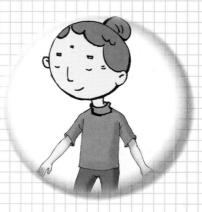

无论咱们有多老，
适量运动身体好。
科学指导方法多，
对号入座请记牢。

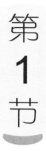

第 1 节

合理运动好处多

运动要注意遵医嘱

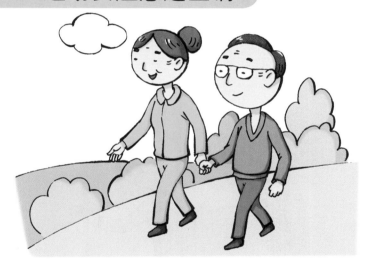

↪ 老年人要运动，无论是健康或低龄老年人，还是高龄、体质衰弱老年人，都要运动。

↪ 运动有助于延缓老年人身体活动功能的衰退，对高血压、糖尿病等诸多疾病有预防和辅助治疗作用，运动可以调节心理平衡，减轻压力，改善睡眠。

↪ 老年人运动要注意遵医嘱。

小知识

高龄体弱运动的好处

　　传统的观念是高龄老人（一般指80岁以上）和体质衰弱者参加运动往往弊多利少，新的健身观点提倡高龄老人和体质衰弱者同样应多参与锻炼，因为对他们来说，久坐或久卧不动即意味着加速老化。

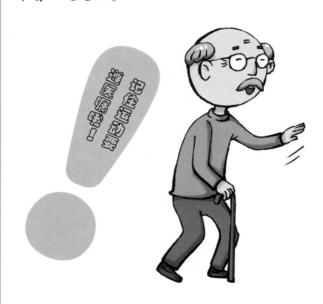

第 **2** 节

运动要安全科学

1 根据医生建议来运动

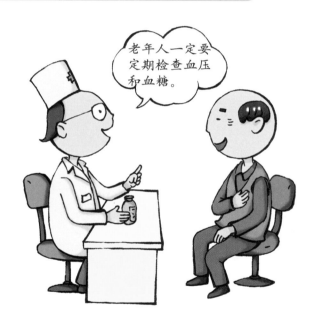

老年人一定要定期检查血压和血糖。

◖➤ 运动要注意安全，老年人应该定期做医学检查，要根据医生的建议来进行运动。定期监测血压血糖，根据病情调整运动量；注意所服用药物对运动的影响。例如服降压药要防止低血压，服降糖药要注意运动时低血糖。

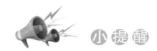 小提醒

定期检查，遵医嘱调节运动

需要特别提示的是，无论是高龄老人、体质衰弱者，还是健康的老年人，都应该定期做医学检查和随访，依据医生建议及时调整运动计划，量力而行。

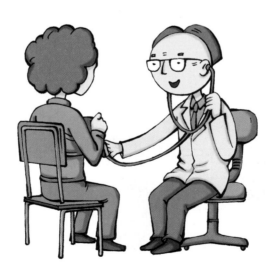

2 运动前要热身

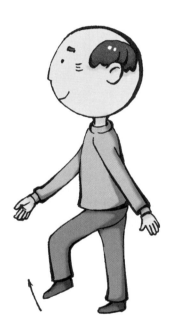

⊙→ 运动前热身可以调节身体的兴奋度，减少运动损伤和运动后的肌肉酸痛。

⊙→ 可以通过原地踏步、抬膝等方式进行，持续5～15分钟有效。

3 运动要循序渐进

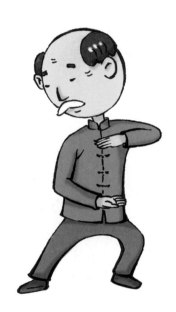

⟡ 老年人应合理选择有益健康的身体活动量，开始锻炼时运动量要小，然后逐渐加大，直至达到有效强度、有效时间。

⟡ 应遵循"四项基本原则"，即动则有益、贵在坚持、多动更好、适度量力。

4 运动量依自我感觉

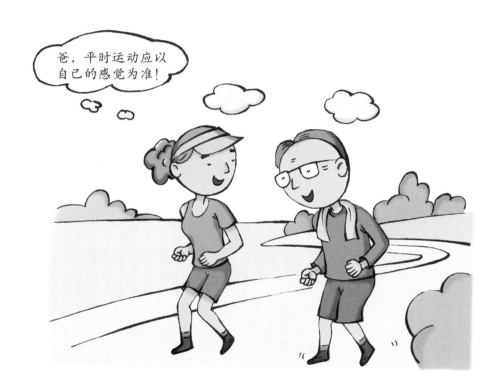

　　运动量是否合适，老年人应以自己的感觉为准，如果锻炼后睡眠正常、饮食良好、情绪愉快，说明运动量合适。每次运动时若感觉不舒服，要停止运动。

5 运动时间次数

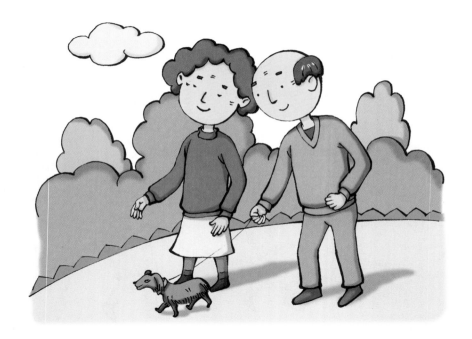

⊙→ 根据《中国成人身体活动指南》建议老年人每周运动5～7次，至少隔天一次，运动宜在饭前或饭后40～60分钟。

⊙→ 糖尿病老年人饭后20分钟进行。每次需要运动30～60分钟，可分段进行，强度为中等强度。

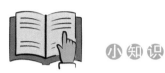

何为中等强度运动

　　运动时，有些微喘，但不至于累的说不出一句完整的话，也不会轻松到能唱歌，就是比较适宜的中等强度。

　　中等强度的运动心率一般应达到150-年龄（次／分钟），除体质较好者外，运动心率一般不宜超过170-年龄（次／分钟）。如果一位老年人是60岁，那么当他的运动心率达到110次／分，运动时不会出很多汗，也不会气喘吁吁，运动后第二天不会感到很疲劳、浑身酸痛，说明这位老人的运动方式、运动强度是合适的。

第3节

运动项目的选择

1 舒缓性运动为老年人首选

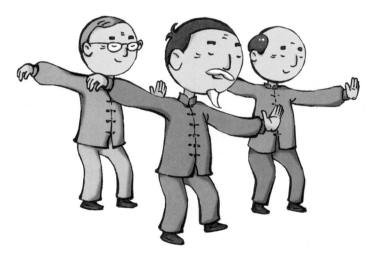

→ 老年人可以根据自己的爱好和熟悉度选择体育活动，并注重多样性，这样也不会感到枯燥单一。

→ 中国传统养身保健操，如五禽戏、八段锦、24或48式太极拳、经络拍打操以及冥想静坐等项目，最适合老年人。这类运动的强度是体育锻炼中最低的，对于心脑血管系统的安全性最高，如果能注意正确体式以保护膝关节，则是老年人首选的运动方式。

② 娱乐性项目对老年人身心都好

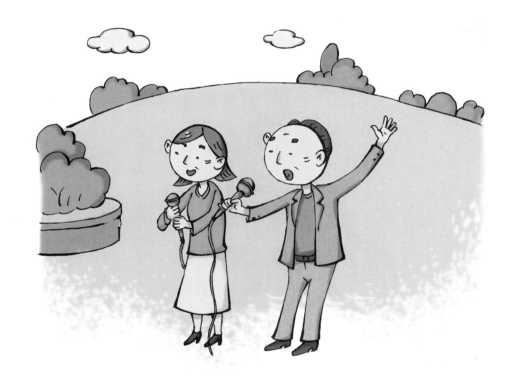

→ 娱乐性运动，比如舞蹈有趣且有效，但并非所有的舞蹈强度都适合老年人。老年人应根据自己的身体状态选择合适的舞种。

→ 唱歌、朗诵、戏剧表演对于呼吸系统和精神状态都有锻炼效果，且强度适宜。

3 常见的周期性运动简单易行

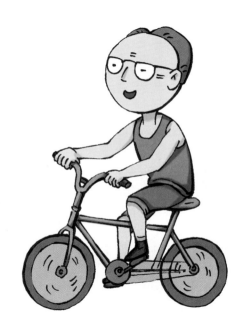

👉 周期性运动是控制运动节奏的项目，比如步行是最简单的周期性活动。步行每日坚持5000～10000步为宜（约2～3千米），步速应根据个人年龄、身高、骨质情况和心肺功能而异。

👉 一般来说，应比日常散步快，以锻炼结束后略感渗汗为宜。还有其他适合老年人的周期性运动，如健步走、慢跑、走跑交替、中慢速骑自行车、慢速游泳等。

4 慎选对抗运动

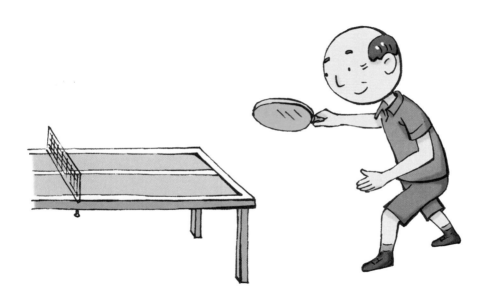

⊙→ 对抗运动一般包括球类运动等，这样的运动虽有趣，但安全性差一些，容易出现心脑血管事件和运动创伤，因此需要加强自我医学监督。

⊙→ 较年轻的健康老人可以打网球、羽毛球、乒乓球等。

小提醒

遛弯可以稍微快点

　　目前老年人常采用遛弯作为主要运动方式，遛弯很好，但是若走得太慢的话，运动量不够。老年人可以根据自身条件，稍微走得快点，或者增加运动花样和运动量。

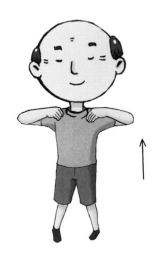

第 4 节

老年人还需要这样的运动

1 每周2~3次平衡性运动

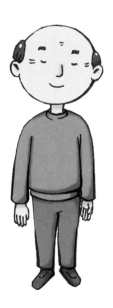

→ 平衡性运动是指改善人体平衡和协调性的组合活动（如体操、拳操、舞蹈等），可以改善人体运动能力，预防跌倒和外伤。建议老年人可采取体操、拳操、舞蹈、闭目站立、瑜伽等练习方式，每周练习2~3次。

2 每周2～3次柔韧性运动

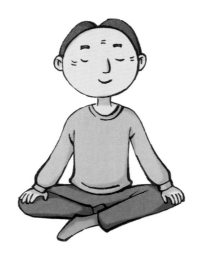

☛ 柔韧性运动是指躯体或四肢关节的运动，锻炼关节的柔韧性和灵活性，有助于预防跌倒和外伤。建议老年人可以进行弯腰摸脚趾、瑜伽、舞蹈等练习，每周练习2～3次，隔日进行。

☛ 柔韧性练习注意事项：
①要循序渐进，被牵拉的肌肉韧带有轻微不适感即可，不能急于求成，以微微感到酸、胀为宜。
②伸展时不要屏住呼吸，伸展动作要缓慢，可采用伸展—放松—再伸展的方法。
③健身活动前后都可做柔韧性练习，健身前做有助于热身，防止受伤，健身后做有助于放松肌肉，消除疲劳。

3 每周2~3次抗阻运动

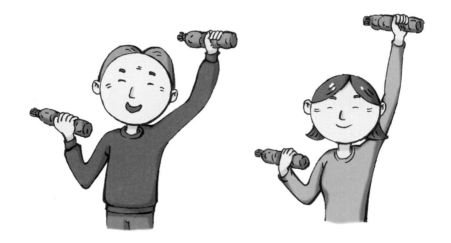

↪ 抗阻运动是指肌肉对抗阻力的重复运动，具有保持或增强肌肉力量、体积和耐力的作用（如举哑铃、水瓶、沙袋等健身器材），有助于保持和促进代谢、改善血糖调节能力，有益于骨健康，可以延缓老年人肌肉萎缩引起的力量下降，预防跌倒，提高独立生活能力。

↪ 建议老年人使用重量较轻的物体（如矿泉水）做弯举或臂举15~20次，或者利用公园和小区内的健身器材进行肌肉锻炼，每周练习2~3次。

第5节

高龄患病老年人的运动

① 高龄、体弱应量力而动

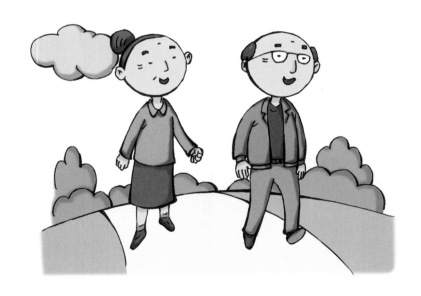

➥ 对于高龄、体弱老人应量力而"动"。例如，65岁以上平时身体素质不太好或有心脑血管疾病的老年人，散步能起到一定的健身效果。

2 患病老人的运动

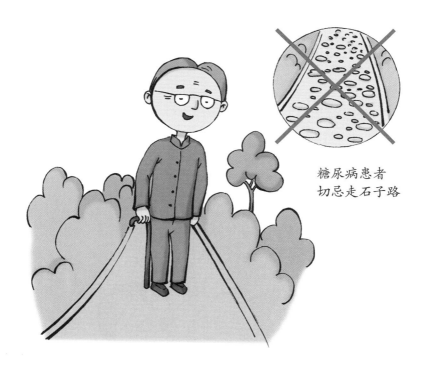

糖尿病患者
切忌走石子路

→ 注意运动场所的选择，比如糖尿病老人切忌走石子路，以免导致足部并发症或加重糖尿病的病情。

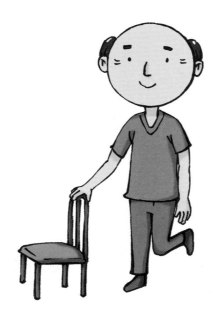

⊙→ 患严重心脏病的老年人可在家做些肌肉训练，如身体直立，单手扶在椅背或墙上，脚后跟抬起、放下。

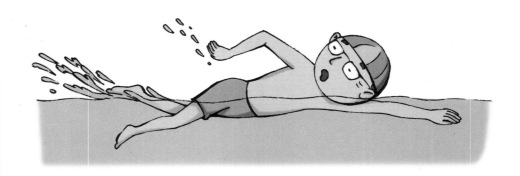

⊙→ 膝关节退行性改变是老年人普遍存在的问题，跳绳、爬山、太极拳、健身操、快跑等运动会导致病情雪上加霜，这部分老年人最好选择游泳。

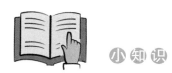

老年人要注意延缓肌肉衰减

年纪越大，感觉胳膊上的肉越松垮垮的，这就是肌肉衰减现象。肌肉衰减会导致老年人的活动能力逐渐降低，常常出现站立不稳、很容易跌倒骨折等严重问题。而延缓老年人的肌肉衰减就要进行有氧运动。

常见的有氧运动项目有：步行、快走、慢跑、长距离游泳、骑自行车、打太极拳、跳健身舞、跳绳、做韵律操等，每周3次以上。另外，饮食要注意增加优质蛋白质的摄入，富含优质蛋白质的食物有瘦肉、海鱼、海虾、牛奶、豆类等。还要晒太阳，条件不允许可以使用维生素D补充剂。

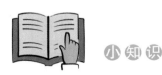

小知识

什么是吃动平衡

　　吃动平衡，顾名思义就是在饮食与运动之间找到平衡点，从食物中摄取的多余能量通过运动的方式消耗，达到身体各机能的平衡。通过这种健康的生活方式可以使我们的身心达到一个自然的状态。

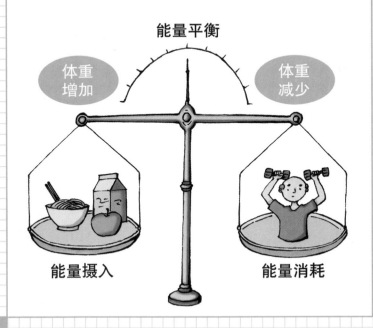

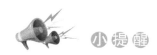

如何判断吃动是否平衡

体重变化是判断一段时期内能量是否平衡的最简单易行的指标。老年人可根据自身体重的变化情况适当调整食物的摄入量和身体运动量。健康体重可以用体质指数（BMI）来衡量，它的计算方法是用体重（千克）除以身高（米）的平方，例如：身高1.60米、体重60千克的，BMI的计算如下：$60 \div (1.6 \times 1.6) = 23.4$，即BMI是23.4，体重正常。健康成年人的BMI应在18.5~23.9之间，65岁以上老年人的体重和BMI应该略高。需要提醒的是保持健康体重是在多动会吃的基础上保持，千万不能不吃不动，不吃不动会导致营养摄入不足，身体抗病能力下降，体质变弱。

建议老年人每天增加身体活动量，多运动多获益，减少久坐的时间，应坚持每小时起来动一动。多动会吃，保持健康体重。

例如食物与步行量：

2两的披萨饼产生的能量需要走7000步才能消耗完。

2两的油条产生的能量需要走11000步才能消耗完。

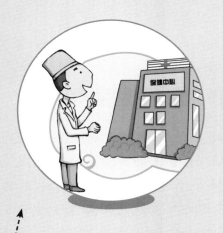

自我保健

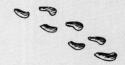

篇

在

这一篇里，着重给老年朋友讲讲在日常生活中如何做好自我保健，包括体检、监测血压血糖、口腔卫生、科学用药、怎样应对意外等内容。

"天有不测风云，人有旦夕祸福。"无论我们心理上是否有准备，意外都可能会突然来临。

不过，对于意外不要怕，要冷静处理。另外，平时做好准备，很多意外是可以预防的。在这一篇里，会重点介绍自我居家保健和急救的知识。老年人非常有必要学会一些保健知识，不但可以配合医生，共同维护好身体的健康，还可以早发现一些疾病的危险信号，同时也有必要掌握一些应急知识，以应对日常可能出现的意外。

第一章

坚持体检

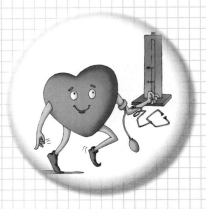

每年要体检，
问题早识别。
出现坏信号，
及早去医院。

第 1 节

检查身体

每年至少一次

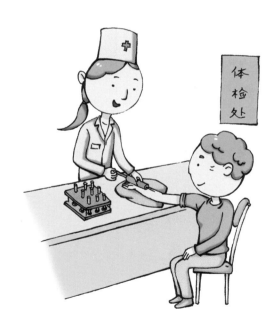

⊙→ 老年人每年至少做一次体检，要积极参与由政府和正规医院等组织的普查。通过体检可以早发现危险因素，及早采取干预措施，降低疾病发生的风险；对于慢性病能观察疾病进展，预防并发症。

社区老年人健康管理

　　国家将老年人健康管理纳入基本公共卫生服务项目，即乡镇卫生院和社区卫生服务中心免费为辖区内65岁及以上常住居民每年提供一次健康管理服务，包括生活方式和健康状况评估、体格检查、辅助检查和健康指导。老年人要积极关注社区的健康管理并参与其中。

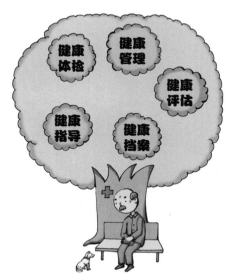

第2节

观察身体

危险信号早知道

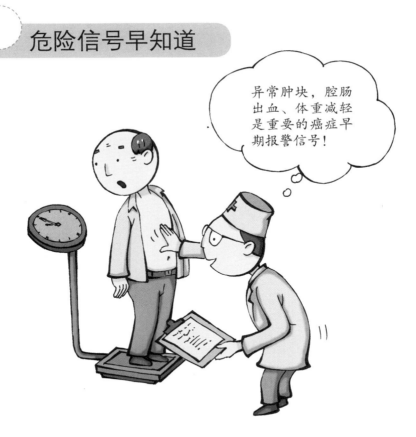

异常肿块，腔肠出血、体重减轻是重要的癌症早期报警信号！

⊙→ 老年人应高度重视身体出现的异常肿块、便血尿血、体重减轻等癌症早期危险信号，一旦发现异常应立即去医院就诊。

第二章

居家监测

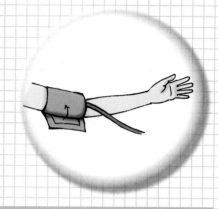

血压血糖不难量，
监测可以帮大忙。
居家检测定期做，
记录详细观变化。

第 1 节

居家测血压

做好详细的测量记录

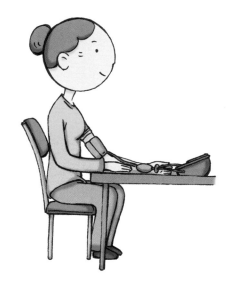

⤵ 老年人要居家监测血压。对于确诊高血压的老年人，建议居家测量血压，它是观察血压长期变化情况的有效方法。每天早晚各测1次，每次做2～3次，取平均值，血压平稳者可每周测量1次。每次测量最好能够详细记录日期、时间、所测血压数值，尽可能向医生提供完整的测量记录。

血压在一天中的变化

　　正常情况下，人体血压在一天24小时内并不是一条平稳的直线，而是波动着的，有着"两峰一谷"现象，两次高峰分别出现在清晨6：00～10：00和下午 4：00～6：00，而且前者高于后者。而"山谷"则在凌晨2：00～4：00出现。

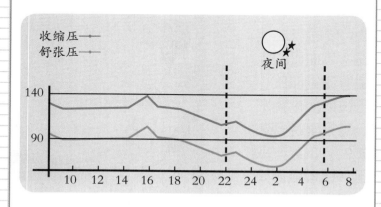

正常人24小时血压呈现"双峰一谷"

第2节

居家测血糖

空腹餐后都要测

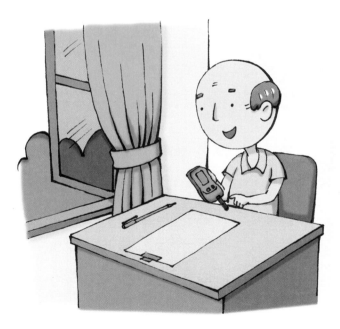

⤳ 老年人应该监测血糖，不仅要监测空腹血糖，还要监测餐后2小时血糖。糖尿病患者血糖稳定时，每周至少监测1~2次血糖。

老年糖尿病患者血糖目标是空腹血糖＜7.8毫摩/升，餐后2小时血糖＜11.1毫摩/升。

第三章

口腔健康

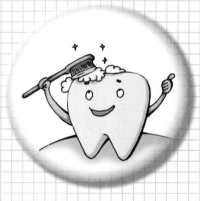

早晚要刷牙，饭后要漱口。

半年一检查，异常早就医。

叩齿天天做，一年一洁牙。

第1节

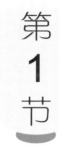

口腔健康是全身健康的基础

没有这些才是口腔健康

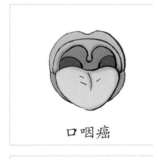

口咽癌

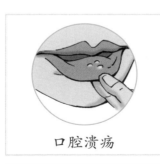

口腔溃疡

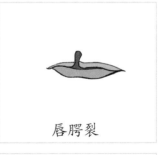

唇腭裂

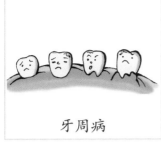

牙周病

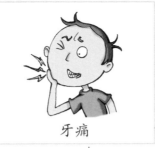

牙痛

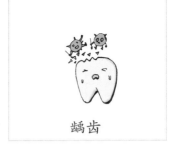

龋齿

☞ 口腔健康是全身健康的基础。龋齿和牙周病是危害口腔最常见的疾病，其主要是由牙菌斑引起的，通过日常的口腔保健，可以较好地维护口腔健康。早晚刷牙、饭后漱口、检查口腔等是日常口腔保健的主要内容。

第2节

口腔健康措施

1 早晚刷牙————一人一刷一口杯

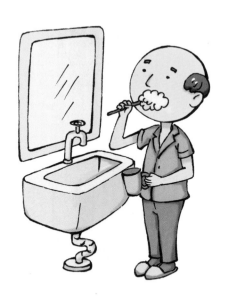

⊙→ 刷牙能去除牙菌斑、软垢和食物残渣。老年人每日应晨起早饭前和晚上临睡前刷2次牙，尤其是晚上睡前刷牙非常重要。要做到一个人一把牙刷和一个口杯，分开放置，以避免交互感染。

2 水平颤动拂刷法刷牙——避免横刷

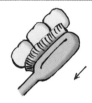

先将牙刷头放置于口腔内一侧的后牙牙颈部，刷毛与牙长轴大约呈45°，刷毛指向牙根方向，使刷毛部分进入牙龈沟内，部分置于牙龈上。

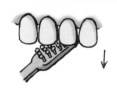

以2~3颗牙为一组开始刷牙，用短距离水平颤动的往返动作在同一个部位至少刷10次，然后将牙刷向牙冠方向转动，继续拂动牙齿的唇舌面。

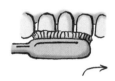

刷完第一个部位之后，将牙刷移至下一组2~3颗牙的位置重新放置，注意与第一个部位保持有重叠的区域，继续进行下一个部位的刷牙。

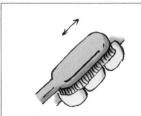

刷上前牙舌面时，将刷头竖放在牙面上，使前部刷毛接触龈缘，自上而下拂刷。

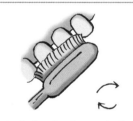

刷咬合面时，刷牙指向咬合面，稍用力前后短距离来回刷。

  ↪ 正确的刷牙方法在清除牙菌斑的同时还能保护牙龈及牙齿不受损伤，建议使用水平颤动拂刷法。避免横刷，因为大力横刷极易引起牙龈出血，且长期横刷易引起牙损伤，造成牙齿颈部敏感甚至疼痛。

3 选择保健牙刷，注意及时更换

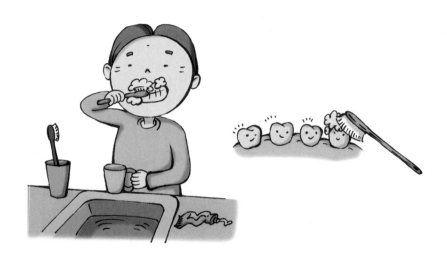

⊙ 建议老年人使用保健牙刷。保健牙刷具有以下特点：

①刷头小，以便在口腔内（特别是口腔后部）转动自如。

②刷毛排列合理，一般为10~12束长，3~4束宽，各束之间有一定间距，既有利于有效清除牙菌斑，又使牙刷本身容易清洗。

③刷毛较软、长度适当、顶端磨圆钝，能避免牙刷对牙齿和牙龈的损伤。

④牙刷柄长度、宽度适中，并具有防滑设计，使握持方便、感觉舒适。

要彻底洗涤，然后将刷头向上置于干燥通风处，避免因刷毛上的水分滋生细菌。

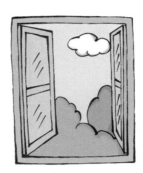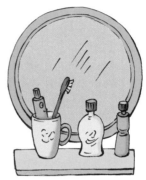

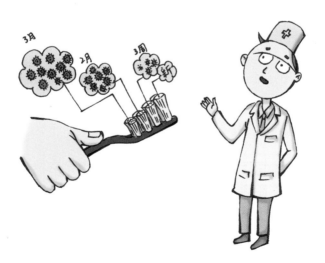

牙刷使用3个月左右应更换，或两把牙刷交替使用。

4 选用含氟牙膏

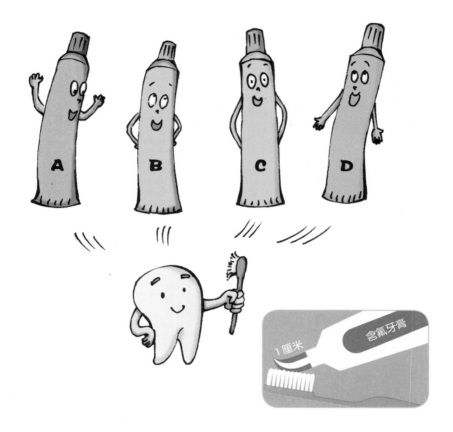

含氟牙膏

1厘米

含氟牙膏有明显的防龋效果，使用含氟牙膏刷牙是安全、有效的防龋措施，特别适合于有患龋倾向的儿童和老年人使用。每次刷牙只需用大约1克（长度约1厘米）的膏体即可。

牙齿过敏的老年人可使用抗敏感牙膏，如4~8周后无明显效果，应及时就医。

5 建议刷牙同时用牙线

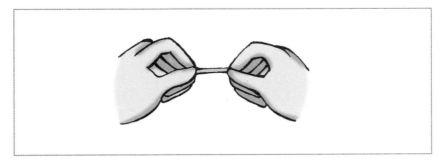

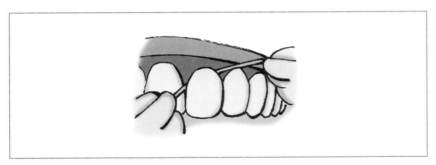

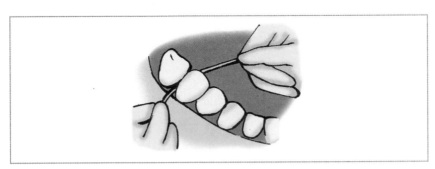

牙齿之间的间隙称为牙间隙，牙间隙最容易滞留菌斑和软垢。刷牙时牙刷刷毛不能完全伸及牙间隙，如果在每天刷牙的同时，能够配合使用牙线等帮助清洁牙间隙，可以达到彻底清洁牙齿的目的。

 小提醒

人老不掉牙，有牙就要坚持刷

人老掉牙不是必然规律，大多数是由于长期患有龋病、牙周病等口腔疾病造成的。只要预防和控制口腔疾病，掌握科学的口腔保健方法，形成良好的口腔卫生习惯，就可以终生拥有一副健康的牙齿。需要特别提醒的是，只要口腔内存留牙齿，就应按照科学的方法坚持刷牙，没牙也要注意清洁口腔。

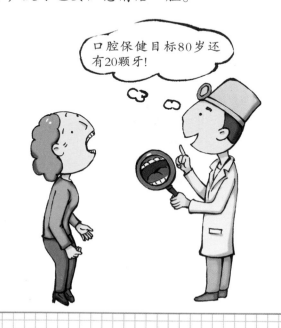

口腔保健目标80岁还有20颗牙!

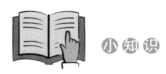

假牙的清洁方式

假牙是口腔异物，进入口腔后会逐渐形成菌斑。如果每天得不到彻底清除，病原菌就会异常增殖，并与其他危险因素共同作用，引起严重的口腔和其他全身疾病。戴假牙的老年人平时对于自己没有牙齿的部分以及假牙部分都要注意分开清洗。

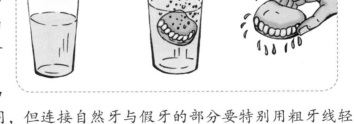

固定式假牙：和自然牙清洁的方式相同，但连接自然牙与假牙的部分要特别用粗牙线轻轻穿过，去除食物残渣。

全口活动假牙：每天睡觉前摘下来清洗。可用市面售的假牙清洁剂。假牙清洁剂是利用氧化剂等化学物质消除食物残渣与牙菌斑，一次浸泡5～15分钟，绝对不能泡过夜，否则氧化剂等化学物质还会损伤假牙。一星期至少浸泡1次。不要用醋水或热水来清洁假牙。醋水无法清除牙垢，且会让假牙改变颜色；热水则会导致假牙变形。

局部活动假牙：自然牙部分用纱布或牙刷沾牙膏来清理，假牙部分则用假牙专用牙刷及牙膏。假牙专用牙刷有两个刷头，大刷头用来清洁牙齿，小刷头则可清理假牙的凹槽。也可以在牙科门诊用超声波洗净器清洗假牙。

6 用温水漱口——根据自身情况选择漱口液

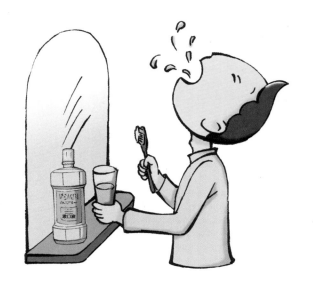

☞ 餐后包括加餐后漱口是维持口腔健康的良好习惯，漱口可去除口腔内的食物残渣，保持口腔清洁。老年人漱口要用温水。

☞ 咀嚼无糖口香糖也可以刺激唾液分泌，降低口腔酸度，有助于口气清新，牙齿清洁。

☞ 清水漱口可清除口腔内的食物残渣，但不足以去除牙菌斑。

☞ 目前市售的一些漱口液添加了某些抗菌消炎物质，有一定的辅助控制牙菌斑、维护口腔健康的作用，可根据自身口腔情况进行选择和使用。

叩齿保健——每天叩齿，固齿强身

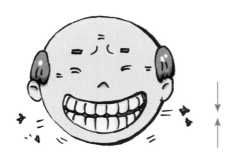

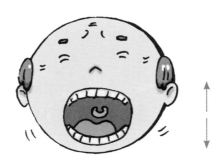

建议老年人每天叩齿，长期坚持可固齿强身。每天叩齿1~2次，每次叩齿36下。如果牙齿松动、咬合错乱，叩齿往往会造成牙周组织创伤，则不宜做叩齿保健。

8 每半年检口腔，一年一洁牙

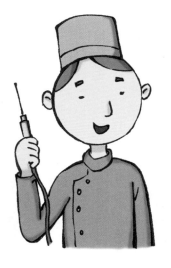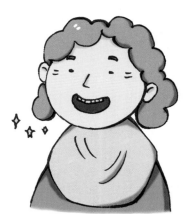

☞ 由于老年人口腔解剖生理的特殊性，口腔疾病发展变化速度快，口腔自我修复能力减弱。因此，为老年人提供定期检查、洁治等保健措施对维持口腔健康必不可少。

☞ 老年人应至少每半年进行一次口腔健康检查，发现问题，及时处理。每年至少洁牙一次。

9 发现异常及时就医

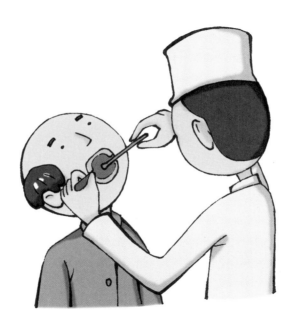

　　👉 老年人要关注口腔健康，发现口腔异常包括口腔黏膜溃疡、硬结、白色或红色斑块及出现牙痛、牙龈出血等不适症状后要及时就医。

　　👉 残根、残冠松动、无功能的牙齿要及时处理。

科学用药

第四章

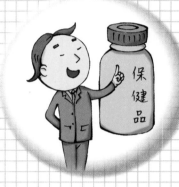

家庭常备小药箱，急救药物单独放。

药物分类防误服，失效药物赶紧扔。

慢病用药要坚持，生病用药找医生。

保健食品不是药，日常用药守六条。

第 1 节

安全用药

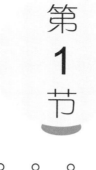

1 家庭常备小药箱

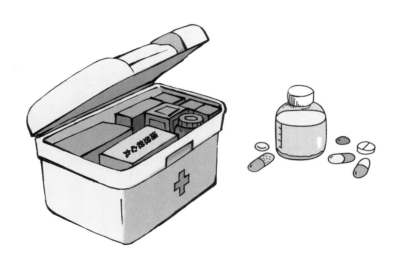

➔ 家庭需要常备小药箱，药箱要尽可能密闭干燥，避光存放。外用药与内服药分开储存，速效救心丸等急用药要单独放置。

2 检查保质期

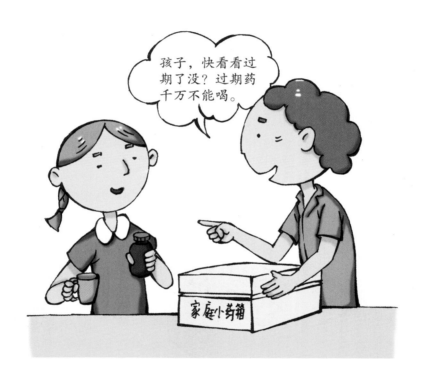

⊙→ 日常定期检查药品保质期，过期药品要丢弃，不服用过期药品。

3 防误服中毒

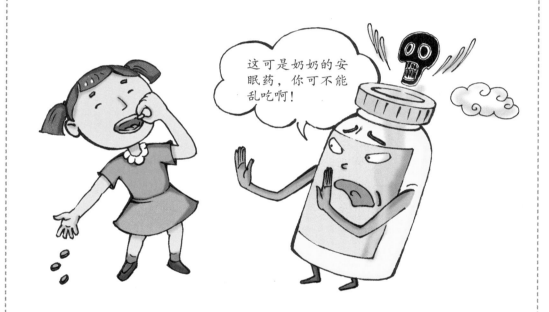

➥ 家中的药品要防止孩子及精神异常者接触，以免发生误服造成中毒。一旦发生误服或过量服用药物，应及时携带药品及包装第一时间就医。

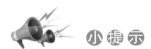 小提示

安全用药六条

①遵医指导服药，不要乱加药、乱停药。

②用药遵循能不用就不用、能少用就不多用的原则。

③服用多种药物时要注意间隔一定的时间。

④不擅自使用抗菌药物和激素类药物。

⑤用药过程中出现不适症状，应立即停药并及时咨询医生或药师。

⑥用药前应该认真阅读药品说明书。

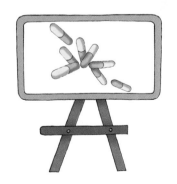

第 2 节

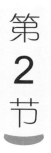

科学用药

1 慢性病患者应坚持按时服药

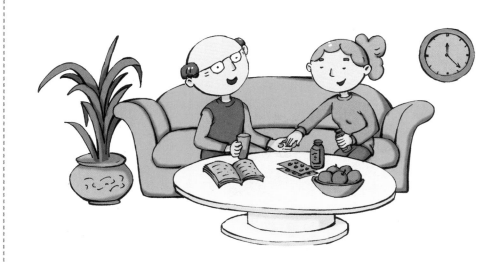

👉 高血压、糖尿病等慢性病患者应遵医嘱坚持按时服药，不私自服药，不乱加药、乱停药。

2 感冒不随便用药

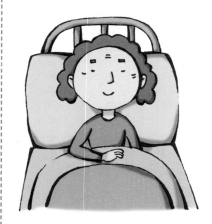

注意休息

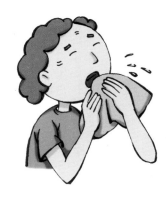

保持口腔和鼻腔清洁

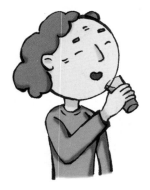

多饮开水

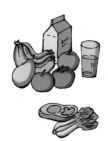

进食易消化食物

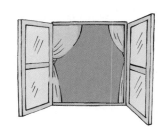

常开窗保持室内空气清新

➼ 普通感冒时切记不随便用药，症状较轻时注意休息、忌辛辣食物、多饮开水、保持口腔和鼻腔清洁、进食易消化食物，注意开窗保持室内空气清新，一般5～7天即可自愈。如症状较重，请及时就医。

3 保健品不能代替药物

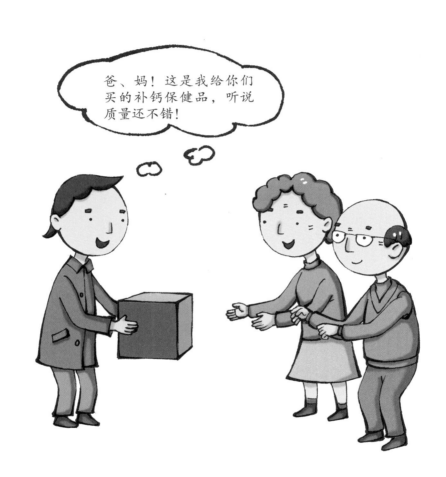

→ 保健品是具有特定保健功能，适宜于特定人群食用，可以调节机体功能，但是不能治疗疾病的食品，不是药品。

→ 食用保健品要遵守保健品不能替代药品的原则。

第五章

紧急救助

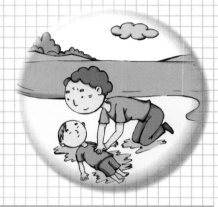

物品平时要准备，病历放在明显处。

家里安装呼叫器，两个电话也方便。

遇到意外不慌张，及时拨打120。

急救常识要知道，关键时刻能救命。

第 1 节

平时有应急准备

1 将病历放在容易找到的地方

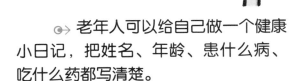

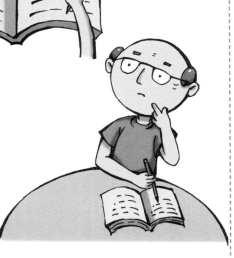

⤷ 老年人可以给自己做一个健康小日记，把姓名、年龄、患什么病、吃什么药都写清楚。

⤷ 然后把病历本、日记、体检报告及最近一次看病的记录，一起放在家里容易找到的地方。这对于节省救助时间能提供很大的帮助。

② 家里安装呼叫器

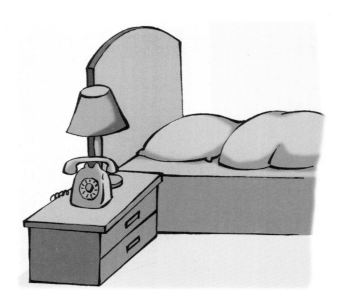

⚬→ 家里有老年人的，屋内最好安装呼叫器，如果没安装，那么老年人睡觉的床头一定要有一部电话，在屋子的其他位置再放一部电话，便于紧急时刻呼救。

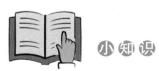 小知识

学点急救常识

　　老年人在家里、公共场所或旅途中难免遇到突发疾病或不适、外伤，平时要有意识地学点急救常识，在专业急救人员到达前，能正确进行处理，也能帮助自己或他人减少意外带来的危害。

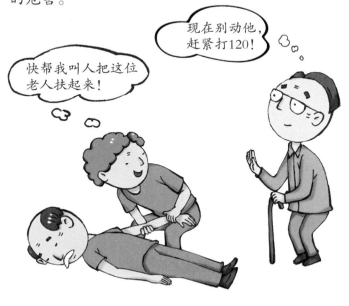

第2节

紧急时刻怎么办

 遇到意外事件不慌张

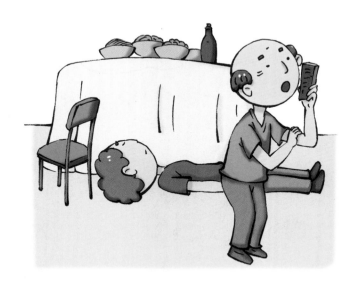

➡ 在遇到突发疾病或外伤时不要惊慌，首先要冷静，正确处置意外，不要随意搬动、挪动身体，采取正确的最有效的方法进行自救和求救。

② 拨打120后不要挂电话

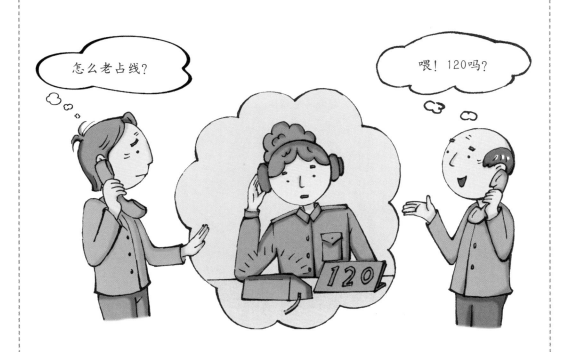

➡ 遇到不能处置或者不明白的紧急情况，要拨打120。

➡ 拨完120后，可能会进入排队状态，此时一定不要挂电话，否则重拨后又要重新排队。接通之后，尽可能听从调度医生的引导，讲明主要情况。

3 对120讲什么

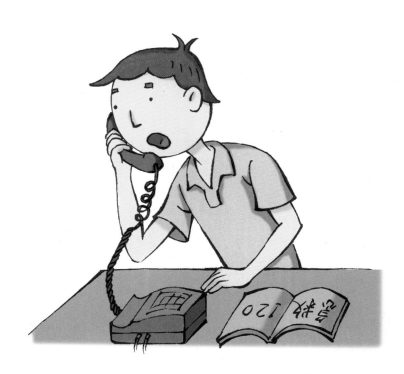

⊙→ 一般要讲清以下几点：

①病人的姓名、性别、年龄；②目前最危急的状况（如神志不清、昏倒在地、心前区剧痛、呼吸困难等），发病的时间、过程、用药情况，以及过去的病史中与本次发病有关的部分；③病人家庭或发病现场的详细地址和电话号码，以及等候救护车的确切地点，最好是在有明显醒目标志处。

语言必须精练、准确，重要的一定要讲清楚，无关的不讲。

4 优先打开家门

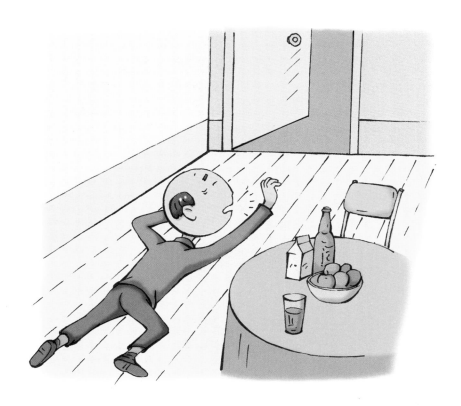

⮑ 如果是独居老人，打通了急救电话后，用仅存的力气要优先将家门打开。很多老年人觉得上医院要把便盆、医保卡等准备好，但如果遇到心脏病等情况，老年人强忍着不适活动一番后，再想去开门，可能就开不开了。进不去家门，对于急救来说是最致命的。

紧急时是打给子女还是打120

　　遇到紧急情况，老年人可以使用通讯工具寻找家人或邻居来求救，但是如果病情危急，首先应拨打120求救，并且注意打完120后电话别占线。老年人可能很着急，打完120之后，还要给孩子打电话。假如这时急救车在路上想进一步确定地址，或者医护人员想进行急救指导，比如告诉老年人不要乱动、原地休息等，就无法和老年人取得联系，可能会延误急救车到现场的时间，也会延误病人的治疗时机。人如果无法通过通讯工具联系外界，还可以通过敲击地板或吹哨子等发声方法来求救。

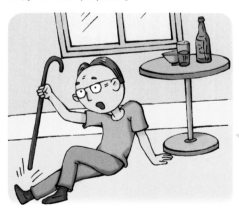

　　紧急时拨打120或当地急救电话，比如北京地区除120外，还可以拨打999。

第3节

紧急救助实战

① 流鼻血——低头捏鼻子或冰敷

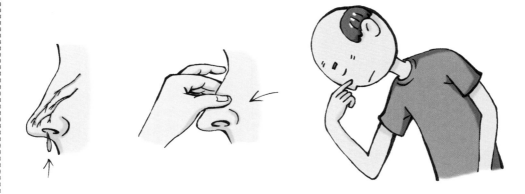

⊙→ 鼻部血管很脆弱，轻微磕碰就可能导致出血。出血时将头微微向前倾，用手指捏住鼻梁下端，就是鼻梁骨和软骨结合部位，保持这个姿势5至15分钟，也可以在鼻梁上压一个小冰袋，让血管收缩止血。不要把头用力向后仰，这样只能让鼻血倒流入口中，最后还会有部分被吸入肺中，可能会引发肺部感染。

⊙→ 如果20分钟后还未能止血，或是鼻血突然变得很猛烈，或流鼻血的同时伴有头疼、嗜睡、耳鸣以及视力减退等症状，需要立即就医。

2 烫伤——
冷敷别用偏方

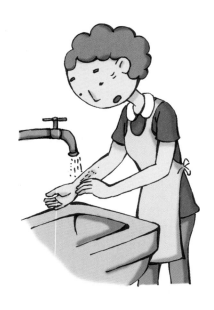

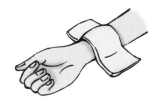

⤷ 老年人若被热水、火焰、蒸汽等烫伤，自救处理时可用清水冲洗伤处15～20分钟，降低皮肤表面的热度，也可用干净的布类包裹冰块冷敷伤口达到止疼目的。

⤷ 有衣服覆盖的要剪掉，把伤口露出来。在医生处理以前不要剪破烫起的水泡，也不要涂抹面酱、碱面等"偏方"，以免加重病情和造成皮肤感染。

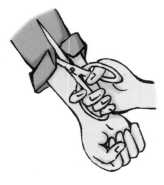

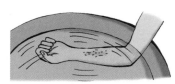

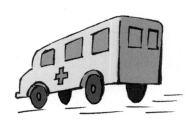

3 跌倒——
不急着爬，慢慢动，动不了要求救

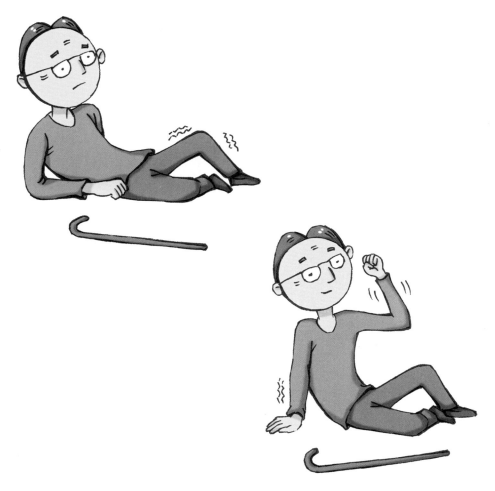

　　⏎ 老年人跌倒后，不要急于爬起来。等神志清楚后，慢慢从脚到头、从身体外侧到内侧活动关节，感觉不能伸或者不能弯，可能发生骨折，应呼救或拨打电话等待救助。抬送时要告知医护人员，自己哪个部位不能活动。

外伤——
去医院前先止血，骨头露出不要动

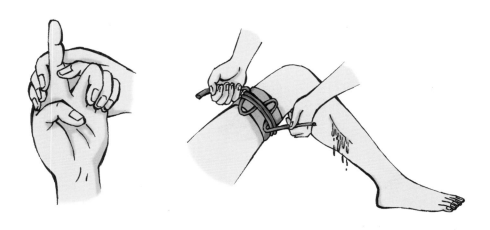

➙ 老年人受了外伤，如果伤口较小且伤口不深可自行压迫止血。如果伤口较深，就应该及时到医院治疗。去医院之前，要先有效止血，可以用纱布、绷带、干净毛巾衣物压迫止血，包扎伤处。

➙ 手指切伤可压迫手指两侧动脉指动脉5～15分钟，胳膊、腿外伤出血也可用橡皮筋扎在伤口近心一端止血。

➙ 需要注意的是结扎时间不可过长，每隔15分钟要放松5分钟，以避免造成肢体组织坏死。

➙ 如果外伤有骨折，外露的骨折端不可自行回纳，应保持原来位置送往医院。

5 一氧化碳中毒——
关上煤气，开窗通风

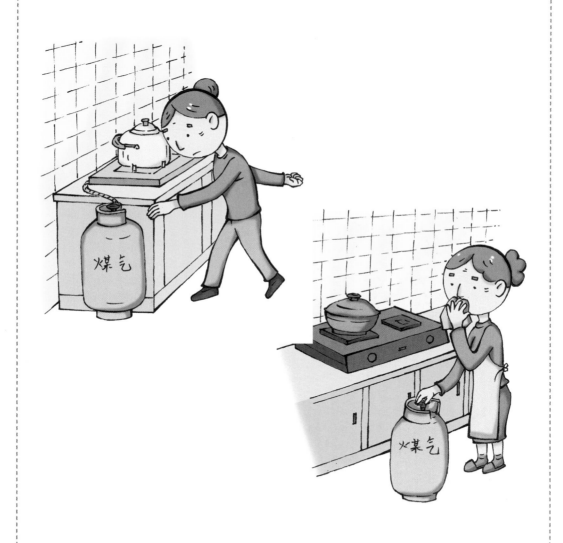

◎→ 冬春季，室内使用煤炉最易发生一氧化碳中毒。

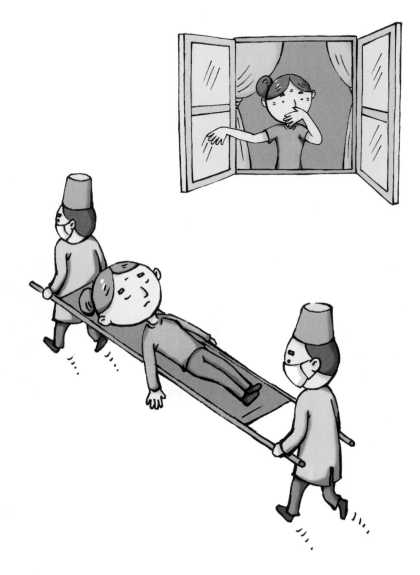

    ↪ 如果闻到屋内有"煤气味"，有人昏迷并且其口唇呈樱桃红色，赶紧开窗通风，解开昏迷者的衣领并将其放平，然后急送医院抢救。

6 呕吐、肢体不灵等情况——
不移动赶紧送医院

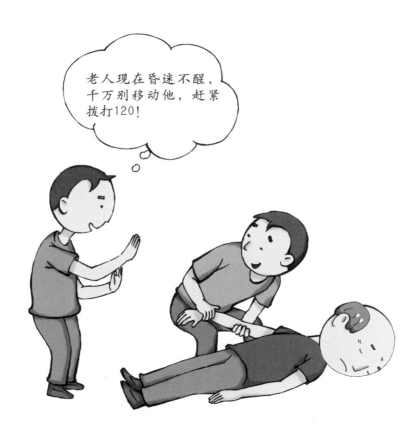

老人现在昏迷不醒，千万别移动他，赶紧拨打120!

    老年人如果出现呕吐、昏迷、肢体活动不灵活等情况，多有高血压脑病、脑出血、脑梗死的可能，应平卧，并将头偏向一侧，防止呕吐物反流造成患者窒息，然后紧急送到医院救治，切忌胡乱移动。

突然胸痛——
不走动快服药赶紧去医院

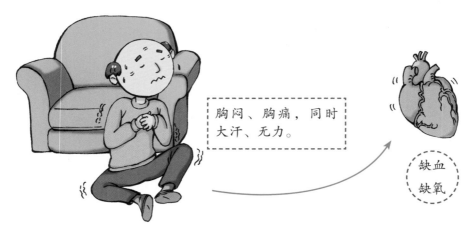

胸闷、胸痛，同时大汗、无力。

缺血缺氧

↪ 老年人如果遇到突然的胸闷、胸痛，同时大汗、无力有可能是心绞痛发作。

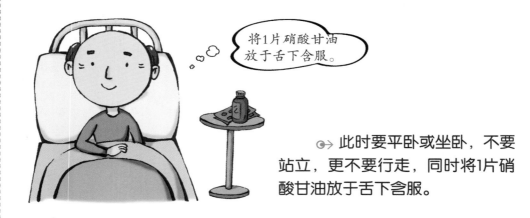

将1片硝酸甘油放于舌下含服。

↪ 此时要平卧或坐卧，不要站立，更不要行走，同时将1片硝酸甘油放于舌下含服。

↪ 如症状不见减轻，可能发生心肌梗死，应立即呼叫急救中心，切忌乘公共汽车或扶病人步行去医院，以防心肌梗死的范围扩大。如果症状缓解，也需要到医院做进一步检查。

小知识

正确的心肺复苏方法

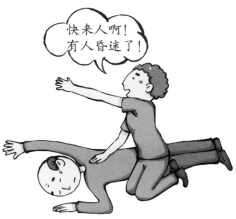

快来人啊！
有人昏迷了！

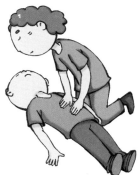

　　将患者平放仰卧于硬板床或平地上，施救者跪在患者一旁。先进行心脏按压30次。

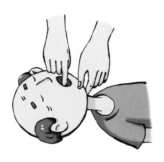

　　把患者头后仰、上抬下颏，使气道开放，再将口腔内的食物、异物、假牙等抠出来保持呼吸道通畅。

　　再把患者头后仰、上抬下颏，使气道开放，再将口腔内的食物、异物、假牙等抠出来保持呼吸道通畅，进行口对口人工呼吸2次。

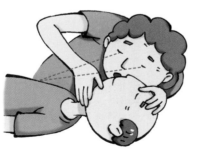

判断呼吸

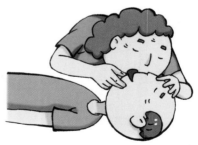

人工呼吸

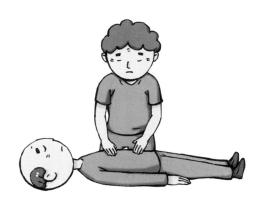

　　胸骨按压的部位应在胸骨中下段两乳头连线的中点处的胸骨，按压频率至少每分钟100次以上，按压深度至少5厘米。

　　有多人参与抢救时每2分钟换一次人，以保证按压效果。

　　若多人在现场，要有人做心肺复苏，他人要及时拨打120电话。

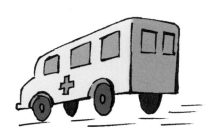

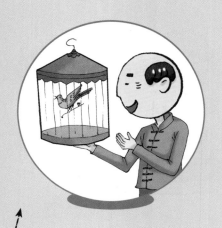

乐享老年

篇

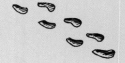

篇 首 语

本

书最后一篇介绍的是老年人怎样调养身心的内容，包括保持童心、勤于用脑、乐于助人等。目的是希望老年朋友不仅要重视身体的健康，也要重视心理的养护，选择并坚持以乐观积极的心态安享老年。

"人要存善心，心静气平和。好事做得多，心中自欢乐。欢乐能长寿，长寿更欢乐。"这是民间养心谚语，非常有道理，中国长寿老人的心态，就是心中无事，欢乐常伴。乐怎么来，德靠自修，神靠自养，乐靠自得。乐要自己找。本篇介绍了很多得乐的妙招，尤其是"四正妙招"，在注意力、语言、思维、行为方面给老年人提供选择方法。希望老年人反复思维、练习，给自己创造一个积极乐呵的老年生活。

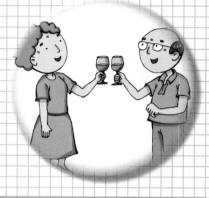

第一章

主动选择乐享老年

老年生活最自在，
喜乐心态智慧过。
宽容他人不计较，
收获人生快乐年。

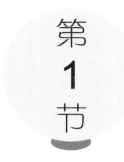

第1节

乐迎老年

欢迎老年时期的到来

老年人需以积极的心态看待老年时期。回首人生一路，我们走过危机四伏的胎儿期、疾病多发的幼儿期、考试压头的少年期、爱恨情愁的青年期、压力缠身的中年期，终于迎来人生中最美好的老年期。它是人生中内心最自在的时期，可以专心地做喜欢的事情，没进度，不赶点，没指标，不考核，还不考试，真是自由自在。老年时期也是人生中最富有智慧的时期。只有在这个时期，对很多事情才有可能真正看明白，理解通透，也就能放过自己，宽容他人，而不过分执着地去计较恩怨是非。由于具足经验，老年期依然可以继续发挥智慧和力量，为自己、家庭、社会做出贡献。所以，我们有什么理由不以喜乐的心态去迎接它的到来呢。

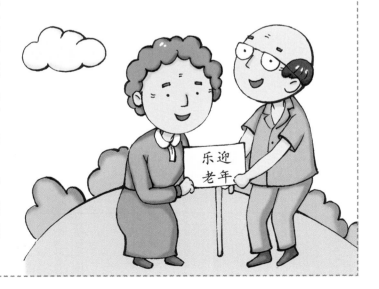

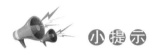 **小提示**

退休了需要自己给自己安排事情

　　很多老年人离退休后，不习惯空下来，感觉各种不适，并且认为这种不适是因为不上班没事做导致的，所以想念上班。

　　其实这里面有个误解，不是没事做，是没人给你安排事情做了。事情总是有很多的，过去是单位给安排，现在主权在自己手上，自己就是自己的领导，要慢慢习惯自己给自己安排事情做。

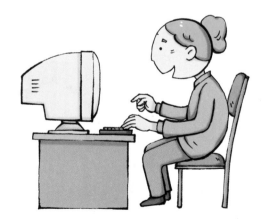

第2节

选择乐享

我的老年我做主

    人人都会变老，每个人都应顺其自然地接受这种变化。坐看镜中即将爬满头的白发，迈开已然不太灵活的腿脚，不要抵触，而要从内心深深地感谢岁月，虽然让我们历经人生的各种坎坷磨难，还是平安地将我们带到老年，让我们有机会开启人生的另一华章。在这一章里，作者是自己，读者也是自己，就看咱老年朋友是写悲剧、喜剧还是正剧了。日子是"乐"着享，"悲"着受，还是"难"着过，或者还像年轻一样五味齐全皆在自己一念间。看尽老年生活百态的老专家们，建议老年人选择乐享老年，因为这样人的精气神最好，身体衰老的也慢。所以仔细想想，咱还是选择写喜剧，高高兴兴地过老年吧。

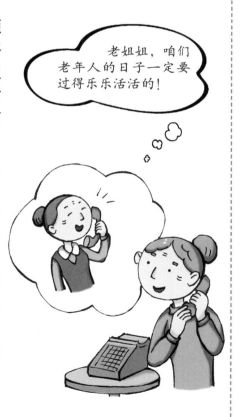

老姐姐，咱们老年人的日子一定要过得乐乐活活的！

第二章

怎样才能乐享老年

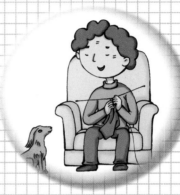

心理学家出良方，
保持童心最重要。
乐于助人得病少，
"四正" 妙招正能量。

第1节

心理学家的良方

1 捕捉童心：健康快乐活到老

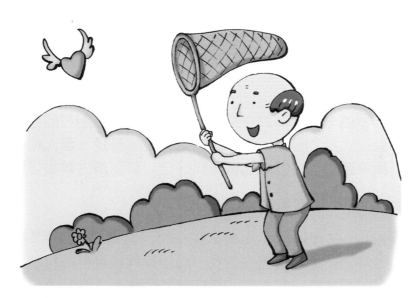

➡ 儿童心境的特点是好奇、适应性强、开朗、友好、爱动、欢乐。如果老年时期，仍然能够保持这些特点，那么，对身体、对情绪健康都有好处。对百岁老人的研究显示，保持童心对老年人的身心健康极为有利。老年人身体不能回到儿童，但可以忘掉年龄，像儿童一样聊天，愉快生活。

2 保持童心：压力少人缘好

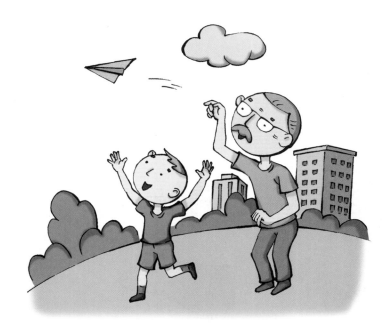

⇥ 105岁的辛亥老人喻育之，常有五六岁的小朋友问他几岁了，他正经地说："我才四岁，是你们的弟弟。"于是，老人和孩子笑在一块儿。保持童心，可以像儿童一样好奇。看到新生事物可以学，对什么感兴趣就去做。

⇥ 童心，就是可以和儿童玩在一块。上海109岁的冯迪生老太最开心的时候就是和两个重外甥女一起用乒乓板互相拍打羽毛球。童心，就是可以和儿童一起欢笑。浙江慈溪百岁老人陈菊金最喜欢和儿童在一起，她用心讲故事、猜谜语、说笑话。听到孩子们的笑声，老人的心都乐了。

⇥ 老年朋友要努力保持童心，因为保持童心身体更健康，压力小，人缘好。

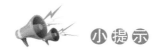

有病也不妨碍快乐着

　　很多老年人不愿意接受人老了、病也来了，内心期待有病就能治好，治不好就难过失望。这样的心态很不好，持续时间太长会导致心理疾病，加速身体疾病的恶化。

　　其实，越早认识到人老带病是大自然的规律，没啥想不通的。人如机器，各个器官如机器零部件，都用了好几十年了，功能不好甚至坏了很正常，修呗、保养呗，没必要违抗和抵触。而且在现实生活中，即使带病也一样快乐生活的老年人比比皆是。

3 经常用脑：防衰老心情好

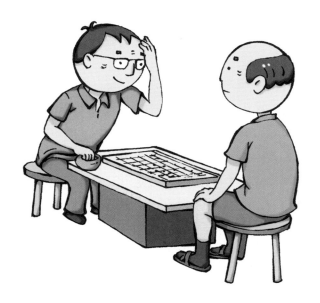

→ 越老越糊涂是一种传统的偏见，经常用脑，结合体育运动，让人越老越聪明，还延缓衰老。

→ 常见的用脑方法有三种：一是直接练脑，读书看报、学外语、练书法、读老年大学等都可以；二是通过手练脑，如织毛衣、搓核桃，尤其是能用上大拇指的家务运动特别对脑好；三是通过音乐和身体活动练脑，弹琴是练脑的有效手段。

→ 另外，棋牌运动是有效的健脑方式，有氧运动结合益智运动可以更好地延缓老年人智力水平下降，预防老年痴呆的发生。看电视、看手机也算用脑，但不能从早到晚都在看，手机看30分钟歇一会，晚上看2个小时电视比较适宜。

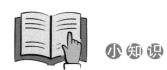

小知识

用脑的好处

身体老不是老，大脑老才真是老。脑的衰老比身体来得晚，速度慢，但是如果不常用，很快就衰退了。

科学家毕也尔和科尔曼研究发现，经常用脑的老人，用于思考的脑细胞像树枝一样交叉在一起，与树突细胞紧密联系的一些锥体细胞的树突反而增多。从而证明高级的大脑功能会随年老而增长，否定了"人老脑必衰"的传统观点。

所以积极用脑，脑细胞会更发达，脑力更强，寿命更长；反之，懒于动脑，脑会发生退行性变化。为了保护脑细胞的年轻化，使之充满活力，关键在于积极用脑。

 小提示

用脑好但不能过度

　　多大年纪都不能拼命用脑，老年人尤其要注意。因为用脑过度，会损害大脑，会导致神经衰弱、血压上升、食欲缺乏、胃肠紊乱等问题。积极用脑不是拼命用脑，要劳逸结合。

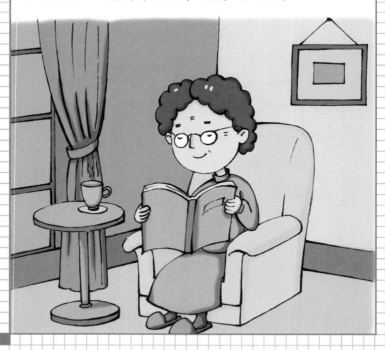

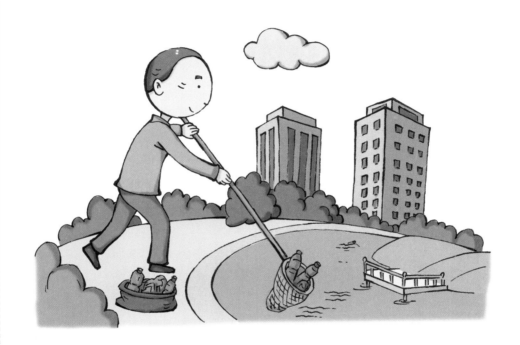

4 乐于助人得病少

⊙→ 乐于助人、与人为善，会带给人强烈的成就感、愉快感、自豪感，浑身会感到舒畅、温暖，有助于消除"夕阳无限好，只是近黄昏"的消极情绪。

⊙→ 爱助人的老年人死亡率比不爱助人的老年人低得多。老年人怎么助人？比如帮助照顾孩子、听亲友倾诉；帮助小区清洁环境；帮别人指路，援助失学儿童等。

乐于助人易长寿

　　美国密歇根大学就长寿问题对2700多人进行了14年的调查，结果发现，善恶影响人的寿命。

　　乐于助人、处处行善、与他人和谐相处的人，其预期寿命显著高于那些心底险恶、损人利己、与他人关系不融洽之人。

　　乐于助人能促进体内分泌更多的有益激素、酶类等，这些物质能把血液的流量、神经细胞的兴奋调节到最佳状态，可以给免疫系统以积极的影响，增强抵御疾病的能力，免受老年病的侵袭，大大提高健康水平。

小提醒

老年人助人要量力

助人是好事，但是要有度。老年人助人要量力，不可尽全力。乐善好施更是一种态度，不在意咱拿出多少。助人不期待回报；不过度助人，过度助人伤身伤心。

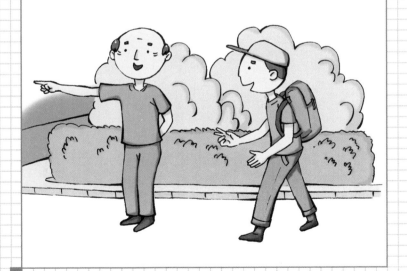

5 远离负面：朋友多交不深交

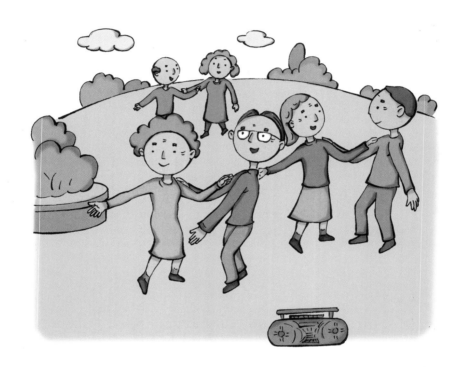

⤍ 老年人多认识一些人，对健康是有利的，但不需要深交。比如去公园里，参加到唱歌团体、跳舞团体等，和大家一块唱、一块跳，到点回家就挺好。不需要私下里更多深入交往，主要是因为老年人的身体和心理承受能力都弱了，每个深度的交往都会有想不到的是是非非，会造成老年人身心承受不了。在老年时期，要远离爱抱怨、爱诉苦的人，需要操心劳力的事情不参与，要远离；对家里的事情包括子女亲人的事情不过分关注，不给子女拿主意，不给子女当家。

6 信任子女：
相信他们已有足够的智慧

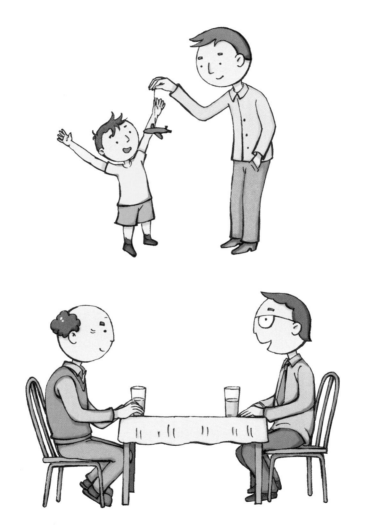

⟿ 孩子小的时候，孩子信任我们，什么事都是我们说了算；慢慢地孩子大了，什么事我们都商量着来；我们老了，判断能力下降了，什么事我们不要还想着说了算，要信任子女，他们已经有了足够的智慧。

207

第2节

"四正"妙招培养喜悦心

1 改变不良注意力，进行正观察

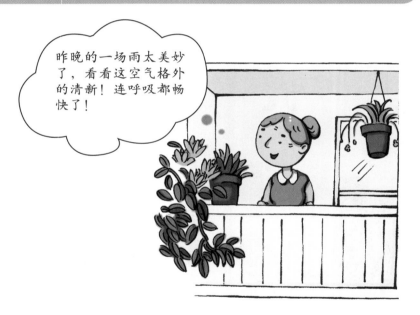

> 昨晚的一场雨太美妙了，看看这空气格外的清新！连呼吸都畅快了！

⟳ 我们每天都会遇到许多人和事，即使宅在家里也会通过电视、网络去了解社会上的人和事，也会影响我们的心情和情绪。

⟳ 回想一下，我们的注意力的投放方向是怎样的？是去注意观察好的事情（或人）还是坏的事情（或人）？是看一件事情（或人）好的一面还是坏（或人）的一面？

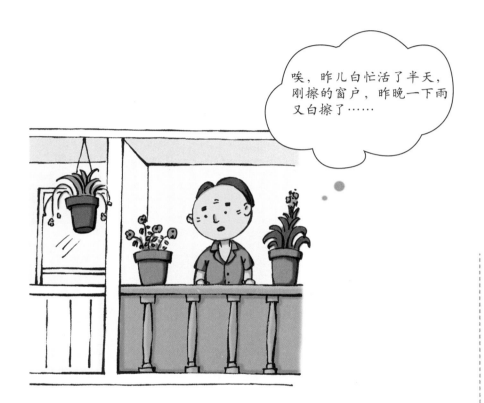

↪ 分析下来，让人细思极恐，因为会发现我们经常会把注意力投放到一些负面的事情上，不良品行的人的身上，即使是好人好事也会搜索其不良的一面。我们要改变的就是改变这种不良注意力，进行正观察。

↪ 比如雾霾天在家里把窗户擦了，然后下雨了。这个时候注意力放在哪里，如果选择把注意力停留在观察雨后干净的树木，呼吸新鲜的空气上，而不是盯着脏的窗户这就是正观察。

↪ 每个老年人都要逐渐学会改变不良注意力，培养正观察。

2 改变不良思考方式，建立正思维

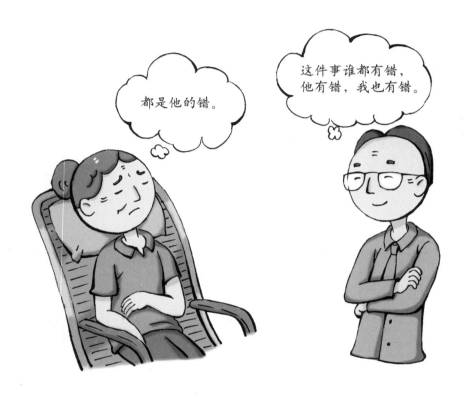

➡️ 不仅老年人，每个人平常思考问题，都容易从自己的角度出发或者习惯用抱怨的心理去思考、判断，要改变为：能站在自己的角度，也能站在他人的角度看人、看事情。不是只站在自己的角度，不是只是用抱怨的心去思维，这就是正思维。

➡️ 比如"都是他的错"改成"谁都有错，他有错，我也有错。"每个人包括老年人要逐渐改变自己不良的思维方式，建立正思维。

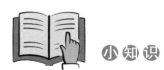

小知识

以心为乐不以境为乐

　　古语有云"乐不在外而在心，心以为乐，则是境皆乐，心以为苦，则无境不苦"。可见心态有多么重要，无论外面发生什么事，处在什么环境，只要内心不苦，则没有一样苦；内心喜悦，则没有一样不喜悦。

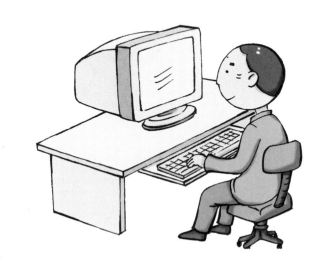

3 改变不良表达方式，说正语

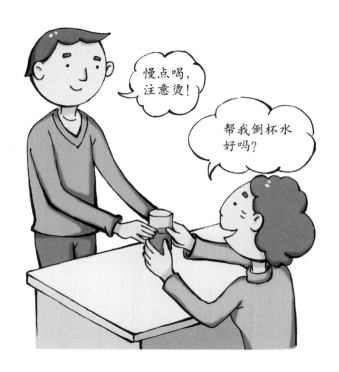

❧ 我们每天都会说很多话，回想一下，说话的口气是不是在指责、在嘲讽、在命令？

❧ 如果是，那么就不是正语，心情就可能感觉到痛苦。如果换个方式，就可以培养出来喜悦的心情。例如 "去给我倒杯水"换成"帮我倒杯水好吗"。

改变不良的行为方式，实现正目标

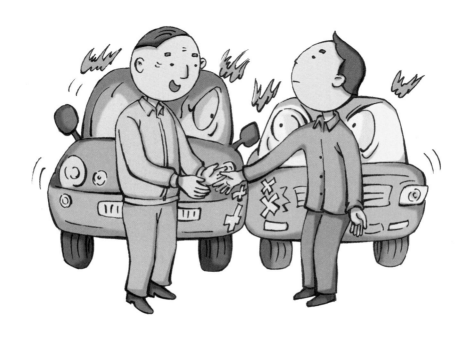

⊛→ 做事情要确立好真正的目标，过程中不受不相干细节的影响。如今天开车去办事，目标是办事，结果路上遇到他人逆行，两车碰面互不相让，双方开始口角。

⊛→ 如果因为赌气选择这么做："我今天宁可不办事了，也要和你打到底，就是你先挡我的路而不是我挡了你的路！"这就是不良的行为方式，因为不相干细节而影响了目标，改变下，主动让开，把无关细节化解掉，以真正的目标为行为导向。